Derouicha MATMOUR
Zakaria MERAD
Dalila MIRAOUI

Medicamentos para o aparelho digestivo

Derouicha MATMOUR
Zakaria MERAD
Dalila MIRAOUI

Medicamentos para o aparelho digestivo

Compêndio de Química Terapêutica

ScienciaScripts

Imprint

Cover image: www.ingimage.com

This book is a translation from the original published under ISBN 978-620-6-71352-4.

Publisher:
Sciencia Scripts
is a trademark of
Dodo Books Indian Ocean Ltd. and OmniScriptum S.R.L publishing group

120 High Road, East Finchley, London, N2 9ED, United Kingdom
Str. Armeneasca 28/1, office 1, Chisinau MD-2012, Republic of Moldova, Europe
Managing Directors: Ieva Konstantinova, Victoria Ursu
info@omniscriptum.com

Printed at: see last page
ISBN: 978-620-8-57777-3

Conteúdo

Prefácio

O objetivo da *Química Terapêutica* é descobrir, desenvolver e interpretar o mecanismo de ação e a relação entre a estrutura química e a atividade terapêutica das moléculas biologicamente activas obtidas por síntese química ou hemi-síntese. À escala industrial, *a Química Terapêutica* ocupa-se do fabrico e do controlo de qualidade das matérias-primas para uso farmacêutico, incluindo os princípios activos e os excipientes.

Este *Compêndio de Química Terapêutica* compreende vários volumes que tratam das diferentes classes terapêuticas de medicamentos, sendo o sexto dedicado aos *Medicamentos para o Aparelho Digestivo.*

Em cada volume, *o Abrégé de Chimie Thérapeutique* descreve a fisiopatologia da doença, os principais medicamentos utilizados, as principais vias de síntese química, os elementos essenciais do controlo de qualidade, o mecanismo de ação, a relação estrutura-atividade, as principais indicações e contra-indicações e, por fim, os efeitos indesejáveis.

O Compêndio de Química Terapêutica destina-se a estudantes de Farmácia, Medicina e Química Farmacêutica, bem como a residentes de pós-graduação em Química Terapêutica e Farmacologia, e a profissionais do medicamento interessados na conceção, controlo de qualidade e utilização racional de princípios activos.

Dr. Derouicha MATMOUR

Introdução ao volume 6

O sexto volume *do Abrégé de Chimie Thérapeutique* é consagrado aos *medicamentos para o aparelho digestivo*, que se revestem de uma importância clínica particular no tratamento a curto ou a longo prazo das doenças gastrointestinais que representam um importante problema de saúde pública.

Neste volume são descritos quatro capítulos, a saber: Medicamentos Antieméticos, Medicamentos Antiespasmódicos, Medicamentos para a Acidez Gástrica e Medicamentos Laxantes.

Cada capítulo trata sucessivamente de :

— Informações gerais sobre a classe terapêutica e uma panorâmica fisiopatológica da doença em causa;

— História da descoberta, classificação farmacoquímica e principais moléculas comercializadas;

— Estudo do líder de cada classe, ou seja, a sua síntese química e controlo de qualidade de acordo com a Farmacopeia Europeia 9ª edição;

— Mecanismo de ação molecular e estudo da relação estrutura química-atividade terapêutica ;

- Principais indicações, contra-indicações, efeitos secundários, conclusões e perspectivas.

Um índice alfabético é incluído no final do livro, facilitando a pesquisa e o acesso às informações por DCI ou nome de propriedade.

Dr. Derouicha MATMOUR

Lista de autores

Participaram na preparação e redação deste livro as seguintes pessoas intitulado: **"Volume 6: Medicamentos para a Digestivo**

Dr. Derouicha MATMOUR
Dr. Zakaria MERAD
Dra. Dalila MIRAOUI
Faculdade de Medicina de Sidi-Bel-Abbès
Sidi- Faculdade de Medicina
Bel-Abbès
Sidi- Faculdade de Medicina
Bel-Abbès

Capítulo 1

Anti-eméticos

1. Introdução

Os antieméticos são medicamentos que aliviam as náuseas e os vómitos.

A sensação de náusea é o resultado de um processo complexo no organismo, razão pela qual foram desenvolvidos vários medicamentos para aliviar a náusea em diferentes situações.

2. Antecedentes fisiopatológicos

2.1. Definição

As náuseas e os vómitos são processos essenciais de defesa protetora através dos quais os seres humanos e os animais capazes de vomitar tendem a evitar a ingestão e/ou a digestão de substâncias potencialmente tóxicas.

A náusea é uma sensação desagradável sentida quando se tem vontade de vomitar, enquanto o vómito é um acontecimento físico que consiste na expulsão forçada do conteúdo intestinal e gástrico pela boca.

O vómito é frequentemente precedido de regurgitação, sendo o conteúdo trato gastrointestinal empurrado de volta para o resófago sem que o vómito seja expelido.

As náuseas e os vómitos ocorrem frequentemente em sequência, mas nem sempre é esse o caso. Por vezes, podem estar presentes náuseas graves sem vómitos e, mais raramente, podem estar presentes vómitos sem náuseas.

As náuseas e os vómitos podem ser desencadeados por vários mecanismos (Figura 1).

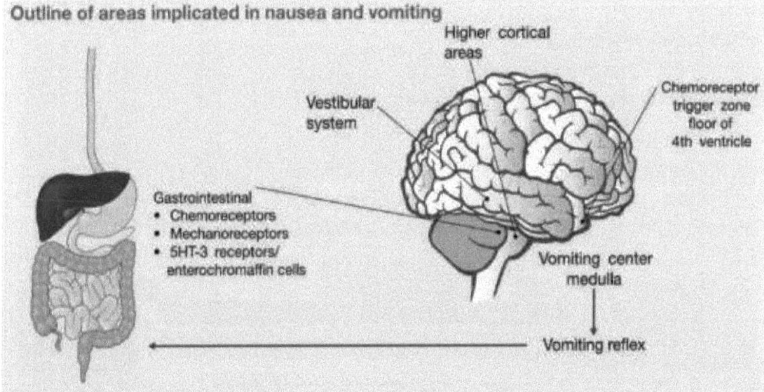

Figura 1: Os diferentes mecanismos envolvidos no vómito (Louise Denholm et al, 2021).

2.2. Locais centrais e periféricos das náuseas e dos vómitos

Dois locais-chave no sistema nervoso central estão envolvidos na organização do reflexo do vómito: o centro do vómito e a zona quimiorreceptora de desencadeamento CTZ (Figura 2).

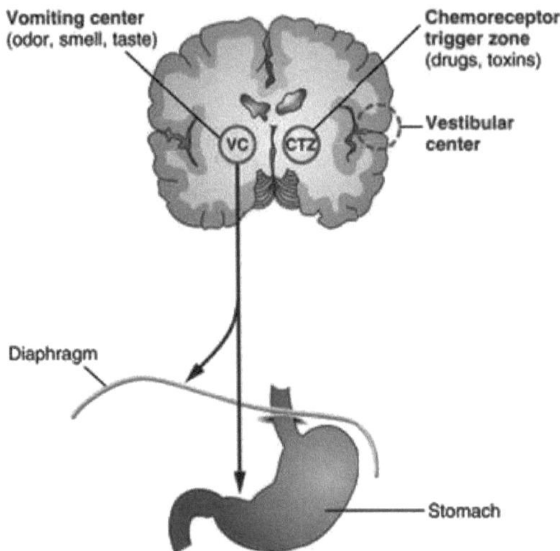

Figura 2. Sítios centrais chave envolvidos na regulação da emese (McCuistion et al,2022).

Cinco neurotransmissores-chave estão envolvidos na resposta aferente a estas áreas. São eles a histamina (receptores H1), a dopamina (D2), a serotonina (5-HT3), a acetilcolina (muscarínica) e a neuroquinina (substância P).

Existem cinco factores principais que desencadeiam o vómito:

1. A presença de substâncias tóxicas no lúmen do trato gastrointestinal
2. Patologia visceral
3. Perturbações vestibulares
4. Estimulação do sistema nervoso central
5. Toxinas no sangue ou no líquido cefalorraquidiano

2.3. Centro de vómitos

O centro do vómito está localizado **na medula oblonga**. É pouco provável que represente uma área distinta do cérebro e pensa-se que engloba o núcleo do trato solitário. Recebe sinais aferentes das zonas superiores, do **nervo vago, dos núcleos vestibulares** e **da CTZ** (Figura 3).

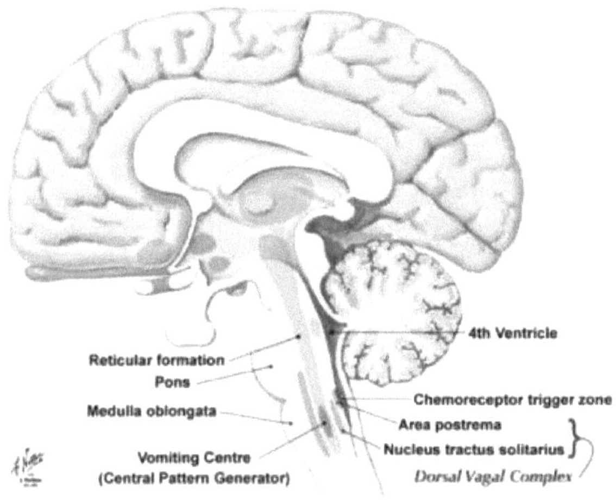

Figura 3: Centro de vómitos (McCuistion et al, 2022).

2.4. Zona de ativação dos quimiorreceptores

A **ZCT**, ou "**área postrema**", situa-se na parte inferior **do quarto ventrículo**. Curiosamente, esta área encontra-se **fora do líquido cefalorraquidiano** (LCR), embora seja particularmente boa para **detetar hormonas** e **toxinas** no **LCR** e **na corrente sanguínea**, graças à sua densa **rede capilar** e ao epitélio fenestrado.

Os vómitos induzidos por medicamentos são frequentes. A CTZ pode ser estimulada pelos próprios fármacos ou por metabolitos produzidos quando o fármaco é decomposto.

Os medicamentos podem também afetar a motilidade intestinal, levando à estimulação dos receptores musculares, e podem irritar a mucosa gástrica, causando náuseas e vómitos.

Os fármacos mais frequentemente envolvidos **são os opiáceos, os anestésicos voláteis** e **os citotóxicos**.

2.5. Vias aferentes vagais

As vias aferentes vagais **são os principais nervos eméticos periféricos** que desempenham um papel importante na emese **em resposta a estímulos eméticos** no **trato gastrointestinal**.

Em resposta a estímulos eméticos periféricos, as fibras aferentes vagais gastrointestinais transmitem informações sobre o estado fisiológico do trato gastrointestinal ao complexo vagal dorsal e a ativação das aferentes vagais está envolvida na geração de vómitos.

2.6. Trato gastrointestinal

No trato gastrointestinal**, as células enterocromafins** sintetizam mais de **90%** da 5-hidroxitriptamina do organismo (serotonina, 5- HT), bem como grandes quantidades de **substância P** (SP), **ambas essenciais** para a **motilidade gastrointestinal**, **as náuseas** e **os vómitos**.

Os estímulos **químicos**, **mecânicos** ou **neurológicos** emetogénicos induzem a libertação de 5-HT e/ou SP pelas células enterocromafins de uma forma **dependente do cálcio** (Ca^{2+}).

Após a sua libertação, a 5-HT, e provavelmente a SP, estimulam **os seus receptores eméticos** correspondentes (receptores 5-HT3 da serotonina e receptores NK1 da substância P da neuroquinina, respetivamente), que estão presentes **nas aferências vagais** que provocam náuseas e vómitos.

Como a 5-HT na corrente sanguínea está ionizada a um pH fisiológico, é pouco provável que chegue aos núcleos eméticos do tronco cerebral; no entanto, existe um mecanismo de transporte ativo da substância P no tronco cerebral.

2.7. Receptores envolvidos na indução da emese

Os estímulos exógenos, nomeadamente a quimioterapia emetogénica contra o cancro, as toxinas bacterianas do intestino, as infecções virais e fúngicas, as intoxicações alimentares, as radiações epigástricas, os diversos medicamentos e os movimentos, provocam vómitos que são frequentemente, mas nem sempre, acompanhados de náuseas.

Actuam quer diretamente no(s) seu(s) local(is) alvo, quer indiretamente através da libertação de neurotransmissores/mediadores eméticos, para ativar os receptores eméticos correspondentes, incluindo a serotonina tipo 3 (5-HT3), a neuroquinina 1 (NK1), dopamina D2 e D3, opióides mu e kappa, muscarina M1 e histamina H1, muitos dos quais estão localizados tanto na periferia (por exemplo, trato gastrointestinal, aferências vagais) como no complexo vagal dorsal do tronco cerebral (área postrema)

Com exceção de certos receptores acoplados a canais iónicos, como o 5-HT3 e o recetor transiente para o potencial vanilóide tipo 1 (TRPV1), muitos receptores eméticos pertencem à família dos receptores acoplados à proteína G (GPCR) (Figura 4).

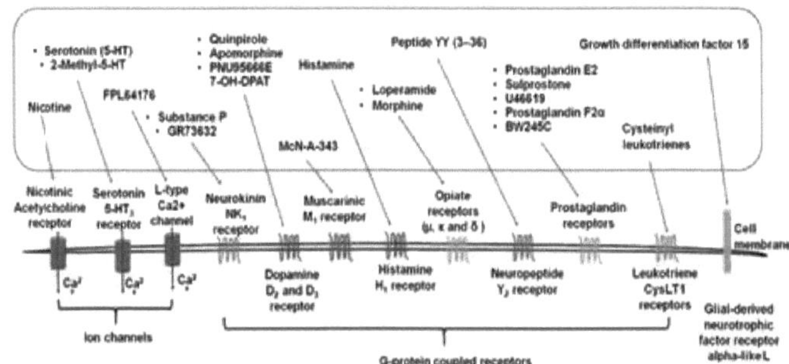

Figura 4. Diferentes receptores envolvidos na regulação da emese (Weixia Zhong et al, 2021).

2.7.1. Receptores de serotonina

Os receptores de serotonina podem ser classificados em sete famílias principais (5-HT1-7), que são receptores transmembranares acoplados à proteína G, com exceção do recetor 5-HT3, que pertence à família dos canais iónicos (Figura 5).

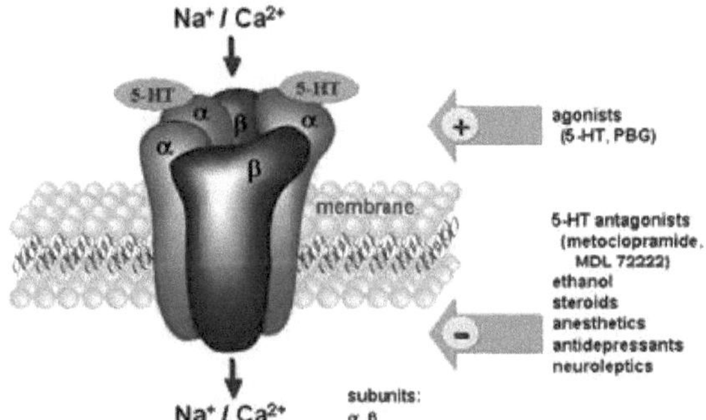

Figura 5: Recetor 5HT3 (Jutta Walstab et al , 2010).

Enquanto canal iónico, a ativação do recetor 5-HT3 induz potenciais pós-sinápticos excitatórios rápidos e uma despolarização rápida dos neurónios serotoninérgicos, conduz a um aumento da concentração intracelular de Ca$^{(2+}$), que provoca a libertação de vários neurotransmissores e/ou péptidos eméticos (por exemplo, dopamina, colecistoquinina, glutamato, acetilcolina, substância P ou a própria 5-HT), bem um aumento da concentração intracelular de Ca$^{2+)}$.

2.7.2. Recetor de neurocininas NK1 da substância P (NK1R)

A substância P é um dos membros da família de peptídeos taquicinínicos estruturalmente relacionados dos mamíferos, incluindo a neuroquinina A, a neuroquinina B e as formas estendidas N-terminais da neuroquinina A, como o neuropeptídeo K e a neuroquinina g.

As taquicininas dos mamíferos activam três receptores específicos de neuroquininas associados à membrana, conhecidos como NK1, NK2 e NK3, que pertencem à superfamília dos receptores acoplados à proteína G.

A substância P parece ser o ligando endógeno dos receptores NK1 e desempenha um papel importante na indução da emese, particularmente durante a fase retardada da emese induzida pela quimioterapia do cancro.

Tanto as neuroquininas NK1R como a substância P são expressas em locais eméticos centrais e periféricos, incluindo os núcleos eméticos do complexo vagal dorsal do tronco cerebral, bem como em aferentes vagais, onde os NK1Rs centrais desempenham um papel importante e os NK1Rs periféricos um papel menor na indução da emese.

2.7.3. Receptores de dopamina D2/3

A dopamina é um neurotransmissor monoaminérgico que produz os seus vários efeitos fisiológicos através da ativação de duas classes de receptores de membrana acoplados à proteína G, nomeadamente os receptores de dopamina do tipo D1 (D1 e D5) e os receptores de dopamina do tipo D2 (D2, D3 e D4).

Até à data, numerosos estudos em animais implicaram os receptores D2 e D3 da dopamina na mediação da emese, enquanto os agonistas selectivos dos receptores D1/D4/D5 da dopamina não possuem propriedades eméticas.

A dopamina, os seus receptores pró-eméticos (dopamina D2/3) e/ou o seu ARNm estão bem distribuídos por todo o arco reflexo emético, incluindo o complexo vagal dorsal (área postrema, núcleo do trato solitário, núcleo motor dorsal do nervo vago), os nervos vagais, o trato gastrointestinal e o sistema nervoso entérico.

De facto, os níveis de tecido dopaminérgico e o turnover aumentam no tronco cerebral e no jejuno da cria do rato durante as fases inicial e tardia da emese após a administração de cisplatina no modelo de emese da cria do rato.

2.7.4. Receptores de acetilcolina

A acetilcolina desempenha um papel fisiológico importante. Ativa os canais iónicos dos receptores nicotínicos, bem como os receptores muscarínicos acoplados à proteína G, que são constituídos por cinco subtipos, M1-M5.

Os medicamentos utilizados clinicamente que inibem o metabolismo da acetilcolina, como os inibidores da colina esterase (por exemplo, donepezil, galantamina, rivastigmina, etc.), provocam vómitos nos seres humanos.

A estimulação dos receptores muscarínicos também leva emese; no entanto, o papel preciso cada um dos cinco subtipos muscarínicos na emese ainda não foi totalmente definido.

2.7.5. Recetor H1 da histamina

Existem provas pré-clínicas significativas que indicam que a hiperatividade vestibular desencadeia a ativação do sistema neuronal histaminérgico durante o enjoo de movimento, acabando por estimular os receptores H1 da histamina no tronco cerebral e induzir o vómito. De facto, as injecções intracerebroventriculares de histamina provocam vómitos, que são suprimidos pela remoção bilateral da área postrema ou pelo tratamento prévio anti-histamínicos.

A histamina tem também uma componente emética periférica, uma vez que a sua libertação a partir dos mastócitos intestinais contribui para o vómito nos ratos em resposta a uma intoxicação alimentar causada por enterotoxinas estafilocócicas.

2.7.6. Outros

— Receptores de opiáceos
— Receptores do neuropeptídeo Y2
— Recetor do fator de crescimento e diferenciação 15 (GDF15)
— receptores de eicosanoYde
— Prostaglandinas.

3. História da descoberta dos antieméticos

O desejo de identificar fármacos antieméticos teve muito provavelmente **origem no desejo de** combater **o enjoo**, com referências a tratamentos na **literatura clássica grega** e **romana** e, mais recentemente, em **Shakespeare**.

Estas e as tentativas subsequentes de bloquear as náuseas e os vómitos antes e durante a Segunda Guerra Mundial (WWII, 1939-1945) basearam-se largamente em **remédios tradicionais**, **históricos** e não comprovados para o enjoo, com mais de 40 tratamentos identificados com base em publicações no Lancet entre 1828 e 1928.

As únicas substâncias reconhecidas na Antiguidade e **antes da Segunda Guerra Mundial** cuja **eficácia foi** posteriormente **demonstrada atropina** e **a hioscina.**

Em **1976, uma série de desenvolvimentos** largamente fortuitos levou identificação de **quatro classes** de medicamentos antieméticos (Gibbs 1976):

1. **Medicamentos anticolinérgicos** (que posteriormente se demonstrou actuarem como antagonistas dos receptores muscarínicos M3 e M5);
2. **Anti-histamínicos** (que mais tarde se demonstrou actuarem principalmente como antagonistas dos receptores H1 da histamina, mas também dos receptores muscarínicos);
3. **Derivados da fenotiazina** (que actuam como antagonistas dos receptores D2 da dopamina, mas também noutros receptores);
4. ***A metoclopramida***, um fármaco derivado do anestésico local procainamida (inicialmente descrito como antagonista dos receptores D2, antes de se descobrirem outras actividades alguns anos mais tarde).

A DOMPERIDONA foi identificada em **1974** como um membro da classe de compostos **da butirofenona**. O medicamento foi descrito como semelhante à metoclopramida e comercializado em **1982** para a prevenção de náuseas e vómitos, incluindo os induzidos pela quimioterapia do cancro.

Estudos subsequentes demonstraram que a DOMPERIDONA tem uma afinidade semelhante para os receptores D2 e D3 humanos.

Baker et al (1979) verificaram que *a DEXAMETASONA* (10 mg) reduziu a emese induzida por vários fármacos citotóxicos anticancerígenos, mas foi sugerido que a euforia associada desempenhou um papel importante. Um estudo clínico piloto utilizando *a METILPREDNISOLONA* para inibir a libertação de prostaglandinas (Rich et al., 1980) também **demonstrou eficácia** (em combinação com clorpromazina ou proclorperazina) em doentes a receber tratamento **à base de cisplatina**.

Estudos subsequentes que utilizaram doses elevadas de dexametasona em doentes que receberam cisplatina isoladamente ou em combinação com outros fármacos citotóxicos relataram respostas impressionantes com um controlo excelente ou bom das náuseas e dos vómitos em 50% dos doentes que não tinham recebido antieméticos padrão e em 71% dos doentes que não tinham recebido antieméticos anteriormente.

No início da **década de 1970**, relatos isolados de redução de náuseas e vómitos **em utilizadores de marijuana** submetidos a quimioterapia para a doença de Hodgkin levaram à avaliação clínica da **utilização antiemética da marijuana** e **do** THC (Δ-9-tetrahidrocanabinol, o principal constituinte psicoativo) em doentes com cancro submetidos a quimioterapia.
Actuam como agonistas dos receptores, activando os receptores CB1 no complexo vagal dorsal do tronco cerebral e no córtex visceral. O potencial clínico dos agonistas selectivos dos receptores CB1 continua por avaliar.
Desde a descoberta dos antagonistas dos receptores 5-HT3 e NK1, houve um grande avanço no tratamento das náuseas e dos vómitos.

4. Classificação dos antieméticos

As diferentes classes de antieméticos **visam diferentes vias reguladoras pró-eméticas** para aliviar as náuseas e os vómitos. Alguns actuam em mais do que uma destas vias.
As cinco principais classes de antieméticos são :

— Antagonistas da dopamina ;
— Antagonistas da serotonina ;
— Antagonista da neuroquinina ;
— Antagonistas da histamina ;
— Antagonistas da acetilcolina.

Os agonistas canabinóides, os corticosteróides e **as benzodiazepinas** também têm efeitos antieméticos.

5. Antagonistas da dopamina

Aumentam **o limiar do reflexo** do vómito **inibindo os receptores de tipo 2** (D2) **a nível central** na zona de desencadeamento dos quimiorreceptores e a **nível periférico** no trato gastrointestinal. São, por conseguinte, úteis na prevenção e no tratamento dos vómitos associados a medicamentos e toxinas presentes na corrente sanguínea.
Existem atualmente várias **classes químicas de** antagonistas dos receptores D2 da dopamina, tais como :

— **Fenotiazinas** (por exemplo, clorpromazina) *;*
— **Butirofenonas** (por exemplo, haloperidol) *;*
— **Benzamidas** (por exemplo, metoclopramida, que também bloqueia os receptores 5-HT3).

São utilizados clinicamente para prevenir o vómito causado por uma variedade de estímulos eméticos, incluindo **a radioterapia**, **a gastroenterite viral**, **o vómito induzido por alimentos** e **o vómito pós-operatório**, bem como **na profilaxia** de **doentes com cancro** que recebem quimioterapia com baixo potencial emetogénico (**quadro I**).

Tabela I. Principais antagonistas da dopamina.

Classe química	Molécula ICD	Denominação comercial e forma farmacêutica	Estrutura química e nome científico
Benzamides	Métoclopramide	***PRIMPERAN®*** Solution buvable Solution injectable á 10mg/ 2mL Comprimé sécable á 10 mg	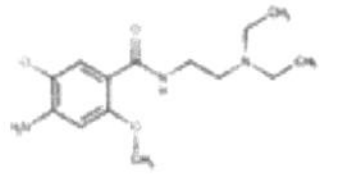 4-amino-5-chloro-N-[2-(diéthyl amino) éth yl]-2-méthoxy benz amide
	Alizapride	***PLITICAN®*** Comprimé á 50 mg	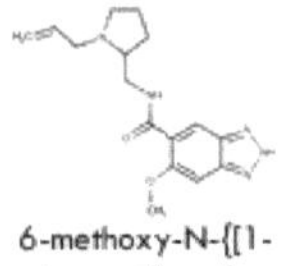 6-methoxy-N-{[1-(pro p-2-en-1-yl)pyrrolidin-2-yl]methyl}-2H-1,2,3-benzotriazole-5-carbo xamide
Benzimidazoles	Dompéridone	***MOTILIUM®*** Comprimé á 10 mg Solution buvable	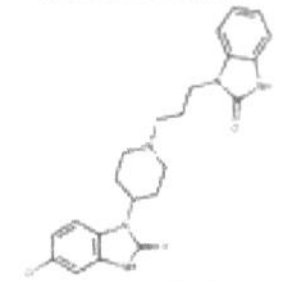 5-chloro-1-{1-[3-(2-oxo-2,3-dihydro-1H-1,3-benzodiazol-1-yl) propyl] piperidin-4-yl} -2,3-dihydro-1H-1,3-benzodiazol-2-one
Phénothiazines	Prochlorperazine	***COMPAZINE®*** Comprimé á 5mg	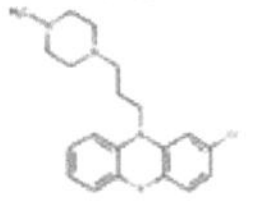 2-chloro-10-[3-(4-met hylpiperazin-1-yl)pro pyl]-10H-phenothiazin

Tabela I. Principais antagonistas da dopamina (continuação).

Classe química	Molécula ICD	Nome comercial e forma farmacêutica	Estrutura química e nome científico
Phénothiazines	Prochlorperazine	**COMPAZINE®** Comprimé á 5mg	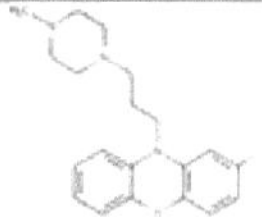 2-chloro-10-[3-(4-methylpiperazin-1-yl) propyl]-10H-phenothiazine
	METOPIMAZINE	***VOGALENE®*** *Solution buvable* *Solution injectable á 10mg/1mL* *Comprimé á 7,5 mg et 10 mg*	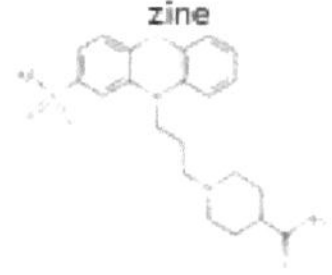 1-[3-(2-methanesulfonyl-10H-phenothiazin-10-yl)propyl]piperidine-4-carboxamide
Butyrophénones	Dropéridol	***DROLEPTAN®*** Solution injectable á 1,25 mg/2,5 ml	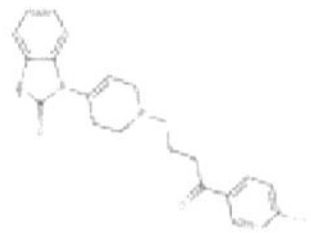 1-{1-[4-(4-fluorophenyl)-4-oxobutyl]-1,2,3,6-tetrahydro pyridin-4-yl}-2,3-dihydro-1H-1,3 -benzodiazol-2-one
	Halopéridol	***HALDOL®*** *Goutte buvable*	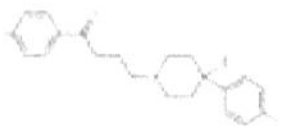 4-[4-(4-chlorophenyl)-4-hydroxy piperidin-1-yl]-1-(4-fluorophenyl) butan-1-one

Tabela I. Principais antagonistas da dopamina (continuação).

Classe química	Molécula DCI	Nome comercial e forma farmacêutica	Estrutura nome químico e científico
Antipsychotiques atypiques	Olanzapine	**ZYPREXA®** Comprimé á 5mg et 10 mg	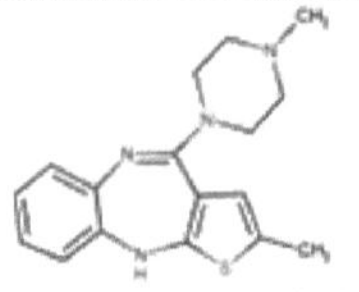 2-methyl-4-(4-methylpiperazin-1-yl)-10*H*-thieno[2,3b][1,5]benzodiazepine

5.1. Estudo do parceiro principal

Metoclopramida: *PRIMPERAN®*

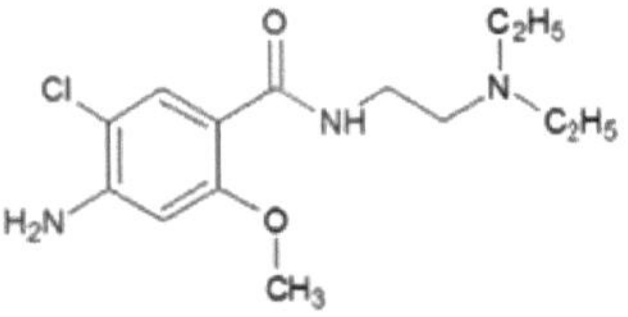

Figura 6. Estrutura da metoclopramida.

5.1.1. Síntese química

A ação do ácido nítrico sobre o 2-aminotolueno conduz ao derivado nitro que, por ação do nitrito de sódio em meio clorídrico, dá origem a sal de diazónio areno. Este último transforma-se no fenol correspondente na presença de água (substituição nucleofílica aromática).

A ação do sulfato de dimetilo em meio básico dá origem a um derivado etéreo, o permanganato de potássio fornece o ácido carboxílico que é convertido em ácido pelo cloreto de tionilo.

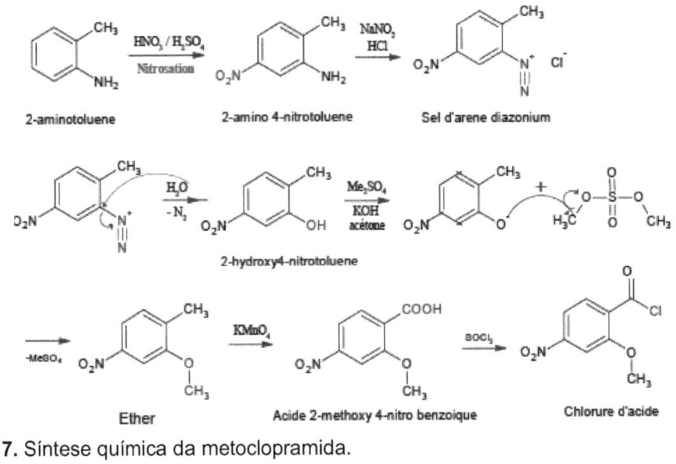

Figura 7. Síntese química da metoclopramida.

A amidação com *N*,N-dietilaminoetilamina dá origem ao intermediário I, que sofre hidrogenação catalítica a uma amina aromática.
A metoclopramida é finalmente obtida por borbulhamento de cloro gasoso em meio de ácido acético e anidrido acético (SE Ar).

Figura 8. Síntese química da metoclopramida (continuação).

5.1.2. Controlo analítico

1. Propriedades físico-químicas

A metoclopramida é um pó fino, branco ou aproximadamente branco. É praticamente insolúvel em água, bastante solúvel ou moderadamente solúvel em etanol e moderadamente solúvel em cloreto de metileno. A metoclopramida é polimórfica.

2. Identificação

- Ponto de fusão: 145°C a 149°C.
- Espectrofotometria de absorção no infravermelho

3. Teste

- Substâncias relacionadas
- Aspeto da solução
- Perda por secagem
- Cinzas sulfúricas

4. Dosagem

Titulação por potenciometria.

5.1.3. Farmacocinética

A metoclopramida é rápida e **bem absorvida** a partir do trato gastrointestinal, e as concentrações plasmáticas máximas são atingidas aproximadamente **1** a **2 horas** após a administração oral. A metoclopramida **é lipossolúvel**, o que lhe confere uma semi-vida e um volume de distribuição longos. A sua semi-vida pode variar entre **4,5 horas** e **8,8 horas.** O volume de distribuição é elevado (cerca de 3,5 L/kg).
A metoclopramida é metabolizada por **oxidação**, principalmente através do citocromo **P450 2D6** (CYP2D6), por glucuronido e por conjugação com sulfato. Cerca de 85% da radioatividade de uma dose oral é recuperada **na urina**.

6. Antagonistas da serotonina

Existem provas clínicas significativas de que os antagonistas 5-HT3 **de primeira geração** (por exemplo, ondansetron, granisetron, dolasetron) e **de segunda geração** (por exemplo, palonosetron) atenuam **a primeira fase da emese** induzida **pela quimioterapia do cancro**, em que **a serotonina** desempenha **um papel emético importante**.

Devido à sua ação serotoninérgica, estes fármacos podem causar **síndrome da serotonina**, especialmente se utilizados em simultâneo com outros fármacos serotoninérgicos (quadro II).

Tabela II. Principais antagonistas da serotonina.

Molécula DCI	Nome comercial e forma farmacêutica	Estrutura química e nome científico
Ondansétron	***ZOPHREN®*** Solution injectable à 2 mg /mL Comprimé à 4mg et 8 mg	9-methyl-3-[(2-methyl-1H-imidazol-1-yl)methyl]-2,3,4,9-tetrahydro-1H-carbazol-4-one
Granisétron	***KYTRIL®*** Comprimé à 1mg et 2 mg Solution injectable à 3 mg /3mL	1-methyl-N-[(1R,3r,5S)-9-methyl-9-azabicyclo [3.3.1]nonan-3-yl]-1H-indazole-3-carboxamide
Tropisetron	***TROPISETRON®*** Solution injectable à 5 mg /5mL	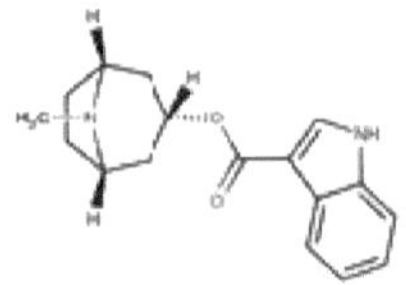 (1R,3S,5S)-8-methyl-8-aza bicyclo[3.2.1]octan-3-yl 1H-indole-3-carboxy late
Palonosétron	***PALONOSETRON ACCORD®*** Solution injectable à 0,25 mg /5 mL	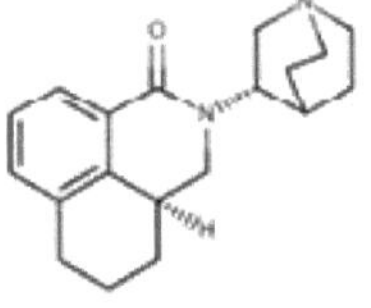 (5S)-3-[(3S)-1-azabicyclo[2.2.2]octan-3-yl]-3-azatri cyclo[7.3.1.$0^{5,13}$]trideca-1(12),9(13),10-trien-2-one

6.1. Estudo do parceiro principal

Ondansetron: *ZOPHREN®* (em francês)

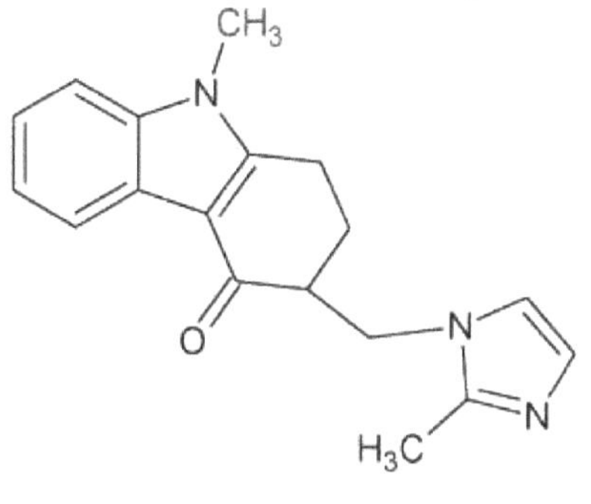

Figure 9. Structure de l'Ondansétron.

O ondansetron, considerado o antiemético de referência, é um exemplo de antagonista altamente seletivo dos receptores 5-HT3 que actua no sistema nervoso central e periférico. Não tem efeitos cardiovasculares ou respiratórios e não é sedativo.

6.1.1. Síntese química

A condensação da 2-bromoanilina com ciclo-hexano-1,3-diona dá a bromo enaminona, que é N-metilada com iodometano e NaH para dar a enaminona terciária. O tratamento desta última com o complexo trifenilfosfina-acetato de paládio/NHCO3 ou com acetato de paládio em acetonitrilo **dá a carbazolona**.

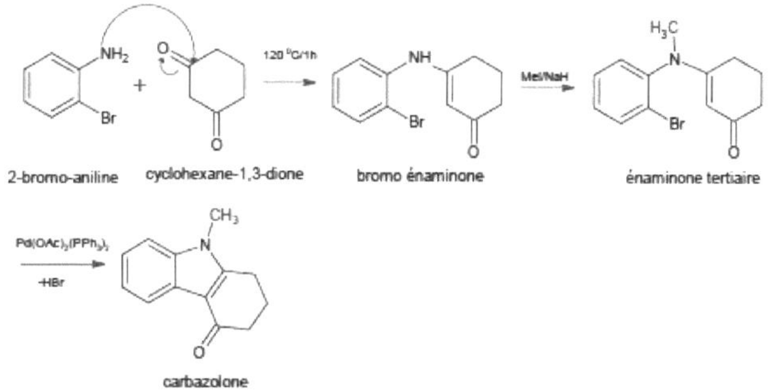

2-bromo-aniline cyclohexane-1,3-dione bromo énaminone énaminone tertiaire carbazolone

Figura 10. Síntese do Ondansetron.

O tratamento da carbazolona com metal de sódio em EtOH/dioxano e oxalato de dietilo produz um derivado etoxalilado, que é depois convertido numa lactona de ácido glioxílico.

O acoplamento da lactona do ácido glioxílico com o 2-metilimidazol, utilizando cloreto **de benziltrietilamónio** em CHCl3/H2O, dá origem ao glioxilato, que é convertido no produto-alvo por reação posterior com o 2-metilimidazol em dioxano e tratamento final com HCl.

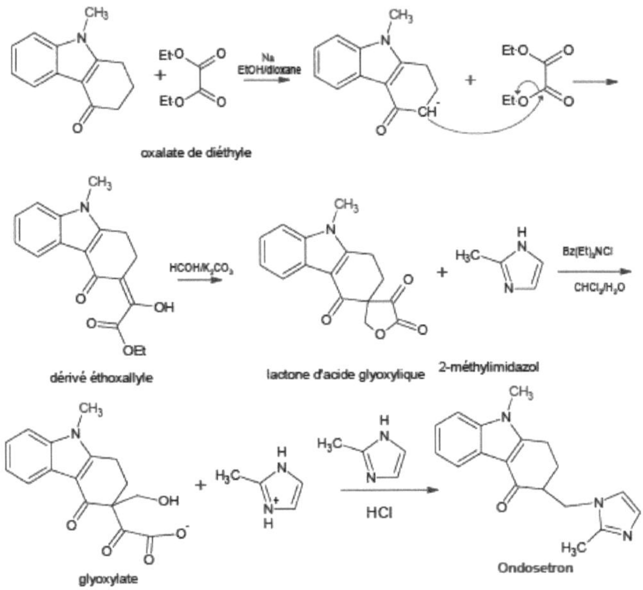

Figura 11. Síntese do Ondansetron (continuação).

6.1.2. Controlo analítico

1. Propriedades físico-químicas

O ondansetron é um pó branco ou aproximadamente branco. É solúvel em água, solúvel em metanol, razoavelmente solúvel em etanol a 96% e moderadamente solúvel em cloreto de metileno.

2. Identificação

- Espectrofotometria de absorção no infravermelho

3. Teste

- Substâncias relacionadas
- Cinzas sulfúricas

4. Dosagem

Cromatografia líquida

6.1.3. Farmacocinética

O ondansetron é absorvido a partir do trato gastrointestinal e sofre um metabolismo de primeira passagem limitado.

O volume de distribuição do ondansetron é de aproximadamente 160 litros.

O ondansetron é um substrato para as enzimas hepáticas humanas do citocromo P450, nomeadamente CYP1A2, CYP2D6 e CYP3A4.

O ondansetrom é extensivamente metabolizado e excretado na urina e nas fezes.

7. Antagonista da neuroquinina

Clinicamente, os antagonistas NK1R (como o aprepitant, netupitant e rolapitant) são recomendados para a supressão do vómito de segunda fase induzido por quimioterapia oncológica altamente emetogénica.

De facto, são um dos principais componentes da "terapia tripla antiemética profilática", juntamente com um dos antagonistas dos receptores 5-HT3 acima descritos e a dexametasona.

Os estudos de base indicaram que os antagonistas NK1R se comportam como antieméticos de largo espetro e são também clinicamente eficazes contra náuseas e vómitos pós-operatórios; no entanto, não são recomendados em doentes que tomam contraceptivos, uma vez que o aprepitant reduz a eficácia dos contraceptivos orais (Quadro III).

Tableau III. Principais antagonistas do NK1R.

Molécula	Nome comercial e DCI forma farmacêutica	Estrutura química e nome científico
Aprepitant	***EMEND®*** Gélule à 80 mg et 125 mg	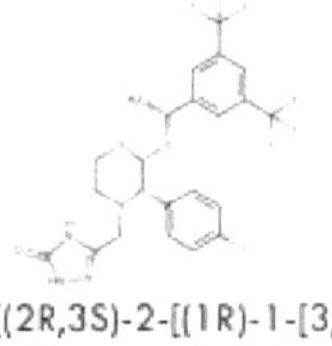 3-{[(2R,3S)-2-[(1R)-1-[3,5-bis(trifluoro methyl)phenyl] ethoxy]-3-(4-fluorophenyl) morpholin-4-yl]methyl}-4,5 -dihydro-1H-1,2,4-triazol-5-one
Fosaprepitant la prodrogue de l'aprépitant	***EMEND®*** *Solution injectable* à 150 mg	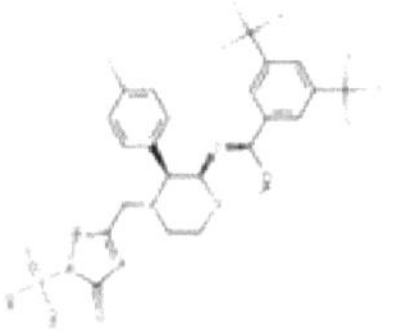 (3-{[(2R,3S)-2-[(1R)-1-[3,5-bis(trifluoro methyl)phenyl] ethoxy]-3-(4-fluorophenyl) morpholin-4-yl]methyl}-5-oxo-2,5-dihydro-1H-1,2,4-triazol-1-yl)phosphonic acid
Netupitant	***AKYNZEO®*** *Solution injectable à 300 mg / 0,5 mg* (Netupitant/Palonosétron)	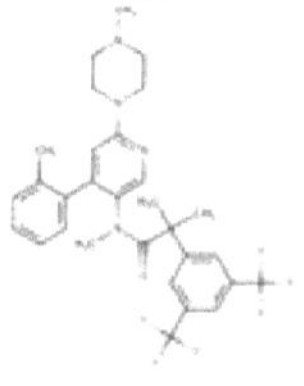 2-[3,5-bis(trifluoromethyl) phenyl]-N,2-dimethyl-N-[4-(2-me thylphenyl)-6-(4-me thyl pipera zin-1-yl)pyridin -3-yl]propan amide

3.1. Estudo do parceiro principal

Aprepitanto: *EMEND®*

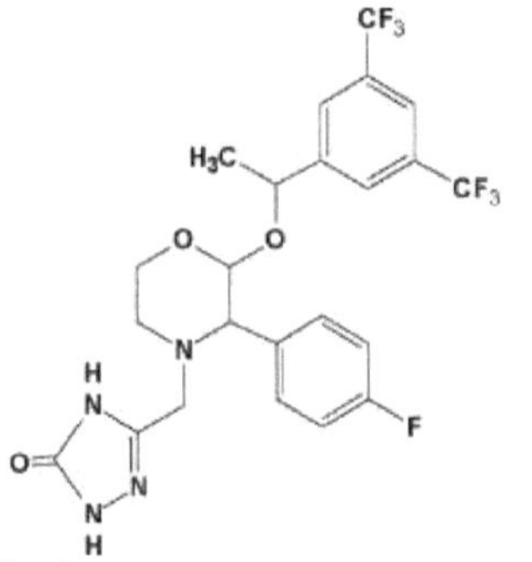

Figura 11. Estrutura do Aprepitant.

3.1.1. Síntese química

A N-benzil-hidroxietilamina reagiu com **oxalato de etilo** para dar morfolinediona. A redução selectiva desta última pelo **tri-sec-butilborohidreto de lítio** conduz a um intermediário (I), que, por ação do **anidrido trifluoroacético** (ATFA), dá acesso ao trifluoroacetato, que é tratado sem isolamento pelo **3,5-bis-(trifluorometil)fen-1-iletanol** para dar o intermediário (II).

A ação do brometo de 4-fluorofenilmagnésio fornece a imina através de um mecanismo complexo (em primeiro lugar, adição do organomagnésio ao carbonilo para dar origem a um álcool terciário, seguida de uma desbenzilação com hidrogénio na presença de paládio e ácido para-toluenossulfónico e, por fim, desidratação favorecida por impedimentos estéricos).

A redução seguida de salificação (HCl) conduz à amina secundária. A ação da N-metoxicarbonil-2-cloroacetamidrazona conduz a um composto ciclizado transformado em aprepitant por tratamento térmico.

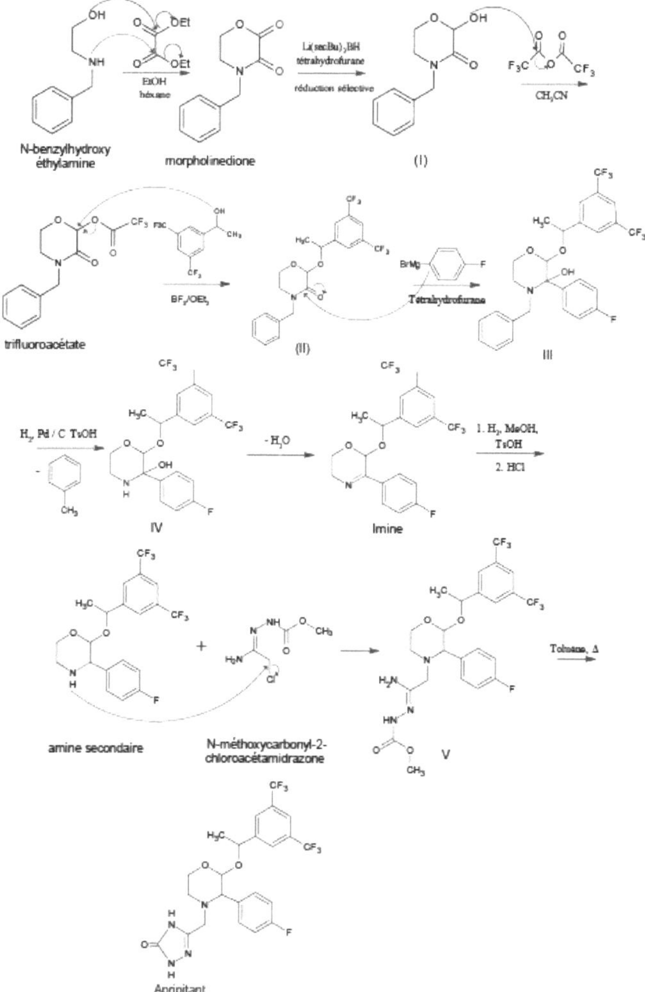

Figura 12. Síntese química do Aprepitant.

3.1.2. Controlo analítico

1. Propriedades físico-químicas

O Aprepitant é um pó branco ou quase branco. É muito pouco solúvel em água, bastante solúvel em etanol anidro e praticamente insolúvel em heptano. O aprepitant é polimórfico.

2. Identificação

- Espectrofotometria de absorção no infravermelho
- Rotação específica: + 66,0 a + 70,0

3. Teste

- Substâncias relacionadas
- Cinzas sulfúricas
- Água

4. Dosagem

Cromatografia líquida.

3.1.3. Farmacocinética

A biodisponibilidade oral absoluta média do aprepitant é de aproximadamente 60-65%, com um volume de distribuição de 70 L.

A ligação às proteínas é registada como >95%.

O aprepitant é metabolizado principalmente pelo CYP3A4, com metabolismo menor pelo CYP1A2 e CYP2C19.

O Aprepitant é eliminado principalmente pelo metabolismo; não é excretado pelos rins, com uma semi-vida de 9-13 horas.

3.1.4. Antagonistas da histamina

Os bloqueadores dos receptores H1 da histamina, como o dimenidrinato e a difenidramina, são agentes antieméticos habitualmente utilizados para combater as náuseas e os vómitos associados ao enjoo.

É importante notar que muitos bloqueadores dos receptores H1 têm propriedades anticolinérgicas que bloqueiam os receptores muscarínicos, o que também pode contribuir para os seus efeitos antieméticos (Quadro IV).

Tabela IV. Principais antagonistas dos receptores H1.

Molécula DCI	Denominação comercial e forma farmacêutica	Estrutura química e nome científico
Cyclizine	***CYCLIZINE®*** Comprimé à 50 mg	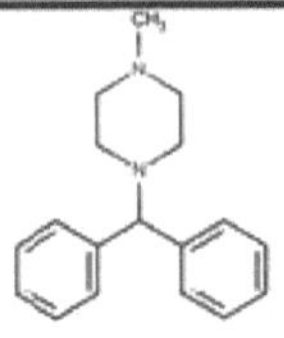 1-(diphenylmethyl)-4-methylpiperazine
Prométhazine	***PHENERGAN®*** *Solution buvable*	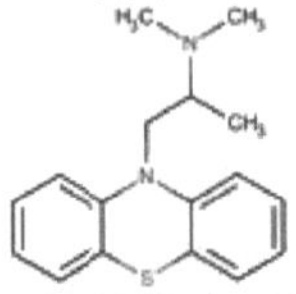 dimethyl[1-(10H-phenothiazin-10-yl)propan-2-yl]amine

Tabela IV. Principais antagonistas dos receptores H1 (continuação).

Molécula DCI	Denominação comercial e forma farmacêutica	Estrutura química e nome científico
Pheniramine	***PHENIRAMINE MALEATE®*** Solution injectable	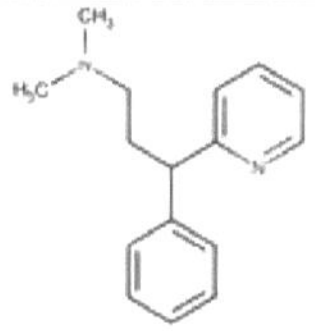 dimethyl[3-phenyl-3-(pyridin-2-yl)propyl]amine
Doxylamine	***CARIBAN®*** Comprimé à 15 mg et 25 mg	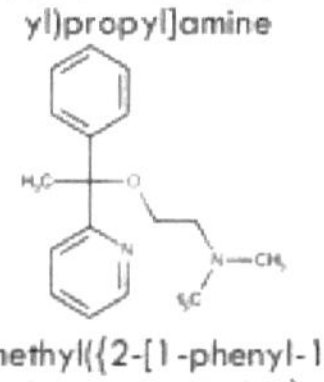 dimethyl({2-[1-phenyl-1-(pyridin-2-yl)ethoxy]ethyl})amine

9. Antagonistas da acetilcolina

Os antagonistas não selectivos dos receptores muscarínicos atualmente disponíveis, como a escopolamina e a atropina, que também bloqueiam os receptores M1, são utilizados para a prevenção de náuseas e vómitos causados pelo enjoo. A escopolamina transdérmica também é eficaz contra as náuseas e os vómitos pós-operatórios (quadro V).

Tabela V. Principais antagonistas da acetilcolina.

Molécula DCI	Denominação comercial e forma farmacêutica	Estrutura química e nome científico
Scopolamine	***SCOPODERM®*** Dispositif transdermique á 1 mg/72 h	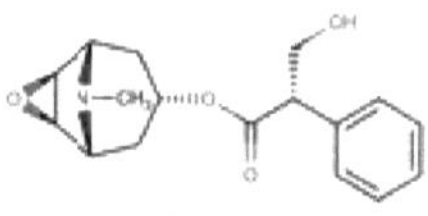 (1R,2R,4S,5S,7S)-9-methyl-3-oxa-9-azatricyclo[3.3.1.0^{ 2,4 }]nonan-7-yl (2S)-3-hydrox y-2-phenylpropanoate

10. Outros

10.1. Esteróides

Esteróides como a ***DEXAMETASONA*** são também úteis como antieméticos, e os efeitos antieméticos ocorrem com todos os glucocorticóides. No entanto, não é claro o mecanismo através do qual conseguem este efeito.

A combinação com antagonistas 5-HT3 resulta numa redução das concentrações de serotonina no intestino, com aumento da sensibilidade dos receptores 5-HT3 aos antieméticos.

10.2. Benzodiazepinas

Lorazepam: actua na zona de ativação dos quimiorreceptores, suprimindo a atividade da dopamina.

10.3. CannabinoYdes

Como o tetrahidrocanabinol, activam os receptores canabinóides CB1 (inibidores) nos sistemas nervosos central e periférico para modular a libertação de neurotransmissores. No entanto, não são utilizados.

11. Conclusão e perspectivas

Os medicamentos antieméticos são uma classe crucial de medicamentos utilizados para tratar e prevenir as náuseas e os vómitos. Actuam visando vários receptores no cérebro e no trato gastrointestinal que são responsáveis pela indução do vómito. Estes medicamentos são habitualmente utilizados em doentes submetidos a quimioterapia, radioterapia ou cirurgia, bem como em doentes que sofrem de enjoo ou outras condições que causam náuseas e vómitos.

Existem diferentes tipos de medicamentos antieméticos, incluindo os antagonistas da serotonina, os antagonistas da dopamina, os antagonistas dos receptores da neuroquinina-1 e os anti-histamínicos. Cada tipo de medicamento tem um mecanismo de ação único e é utilizado para diferentes tipos de náuseas e vómitos.

Embora os medicamentos antieméticos sejam geralmente seguros e eficazes, podem causar efeitos secundários como sonolência, obstipação e boca seca.

Nos últimos anos, foram desenvolvidas novas moléculas antieméticas, que oferecem maior eficácia e menos efeitos secundários. As terapias combinadas, que associam diferentes antieméticos, como os corticosteróides e os antagonistas dos receptores 5-HT3, têm apresentado resultados clínicos promissores. Além disso, as tecnologias emergentes, como os dispositivos transdérmicos e os sistemas de libertação sustentada, estão a melhorar a adesão ao tratamento e efeitos secundários.

12. Referências

1. Zhong W, Shahbaz O, Teskey G, Beever A, Kachour N, Venketaraman V, Darmani NA. Mechanisms of Nausea and Vomiting: Current Knowledge and Recent Advances in Intracellular Emetic Signaling Systems (Mecanismos de Náuseas e Vómitos: Conhecimento Atual e Avanços Recentes nos Sistemas de Sinalização Intracelular de Emetic. International Journal of Molecular Sciences, 22(11), 5797; 2021 [**Online**]. Disponível em : Sci-Hub | Mecanismos de Náusea e Vômito: Conhecimento Atual e Avanços Recentes em Sistemas de Sinalização Emética Intracelular. International Journal of Molecular Sciences, 22(11), 5797 | 10.3390/ijms22115797 (Consultado em 01/05/2023).

2. Denholm, L., & Gallagher, G. (2021). Fisiologia e farmacologia das náuseas e vómitos. Anaesthesia & Intensive Care Medicine. Disponível em: Sci-Hub | Fisiologia e farmacologia das náuseas e vómitos. Anaesthesia & Intensive Care Medicine | 10.1016/j.mpaic.2021.07.002 (Consultado em 01 /05/2023).

3. Sanger, G. J., & Andrews, P. L. R. (2018). Uma história de descoberta de medicamentos para o tratamento de náuseas e vômitos e as implicações para pesquisas futuras. Frontiers in Pharmacology, 9.[Online]. Disponível em: Sci-Hub | A History of Drug Discovery for Treatment of Nausea and Vomiting and the Implications for Future Research. Frontiers in Pharmacology, 9 | 10.3389/fphar.2018.00913 (Acedido em 01/05/2023).

4. Athavale A, Athavale T, Roberts DM. Medicamentos antieméticos: o que prescrever e quando. Aust Prescr. 2020 Abr;43(2):49-56 [**Online**]. Disponível em: Antiemetic drugs: what to prescribe and when - PMC (nih.gov) (Acesso em 01 /05/2023).

5. Gale, J. D., & Mori, I. (2007). Emesis/Prokinetic Agents. Comprehensive Medicinal Chemistry II, 671-691 [**Em linha**]. Disponível em: Sci-Hub | Emesis/Prokinetic Agents. Comprehensive Medicinal Chemistry II, 671-691 | 10.1016/b0-08-045044-x/00191-

KConsultado em 01/05/2023).
6. Isola S, Hussain A, Dua A, et al. Metoclopramide. In: StatPearls. Treasure Island (FL): StatPearls Publishing; 2023. [**Em linha**]. Disponível em: https://www.ncbi.nlm.nih.gov/books/NBK519517/ (Acedido em 01/05/2023).
7. Direção Europeia da Qualidade dos Medicamentos e Cuidados de Saúde. Monografia sobre a metoclopramida. **In**: *Farmacopeia Europeia*. 9th ed. França: EDQM, 2018, p. 3272-3273.
8. Direção Europeia da Qualidade dos Medicamentos e Cuidados de Saúde. Monografia do produto Ondansetron. **In**: *European Pharmacopoeia*. 9th ed. França: EDQM, 2018, p. 3438-3439.
9. Direção Europeia da Qualidade dos Medicamentos e Cuidados de Saúde. Monografia do produto Aprepitant. **In**: *Farmacopeia Europeia*. 9th ed. França: EDQM, 2018, p. 1881-1882.

Capítulo 2

Medicamentos antiespasmódicos

1. Introdução

Os antiespasmódicos são uma classe terapêutica essencial, utilizada para aliviar os espasmos musculares involuntários dolorosos, particularmente no trato gastrointestinal. Estes espasmos podem ser desencadeados por uma variedade de factores fisiopatológicos. A contração excessiva do músculo liso que caracteriza estes espasmos resulta frequentemente de uma desregulação dos receptores neuronais ou dos mecanismos intracelulares envolvidos na contratilidade muscular. Os antiespasmódicos actuam principalmente através da modulação destes mecanismos fisiopatológicos.

2. Uma evocação da fisiologia da motricidade intestinal

O trato gastrointestinal (TGI) é constituído órgãos ocos, incluindo o resófago, o estômago, o intestino delgado e o cólon, que são constituídos duas camadas de músculo: uma camada externa longitudinal e uma camada interna circular. É também constituído esfíncteres. Estes estão contraídos em repouso. São eles: o esfíncter resofágico superior (SSO), o esfíncter resofágico inferior (SIO), o esfíncter pilórico, a válvula ileocecal e o esfíncter anal (interno e externo).

Os órgãos que compõem o trato gastrointestinal estão rodeados por músculos específicos que permitem que as suas paredes se contraiam realizar determinadas funções. Os músculos são inicialmente estriados, com a língua, a faringe e o 1/3 superior do resófago, tornando-se depois lisos até ao esfíncter anal (note-se que este último é estriado).

Na maioria dos casos, as capacidades motoras não dependem da força de vontade.

Os músculos estriados (uma minoria na DT) dependem da vontade para engolir e defecar. Mas os músculos lisos (a maioria), que dependem do sistema nervoso autónomo (SNA), não dependem e são, portanto, independentes da vontade. Diz-se que se trata de uma questão de reflexo.

2.1. Diferentes tipos de contracções

Existem diferentes tipos de contracções:

> Podem ser sob a forma de beliscões localizados (pouco úteis para a propagação do bolo alimentar) ou de movimentos de segmentação: beliscões de 2 segmentos adjacentes, mas têm desvantagens.

> Ou podem ser do tipo propagado (frequentemente anterógrado). Estas contracções são responsáveis pelo peristaltismo no trato gastrointestinal, pois servem para deslocar os alimentos ao longo do trato quando se tornam fásicas. De facto, as contracções fásicas propagadas são realizadas periodicamente, passando do estômago para o cólon através das camadas musculares circulares e longitudinais.

O sistema digestivo, em associação com a ação dos músculos, desempenha várias funções, tais como: a progressão do bolo alimentar para permitir o seu transporte ao longo do tubo, a digestão, com a mistura dos alimentos, as secreções/excreções e a absorção. Actua igualmente como reservatório (estômago, cólon ++).

As células musculares lisas, por si só, são incapazes de produzir a atividade motora do tubo digestivo. A sua atividade contrátil é iniciada pela ação das células intersticiais de Cajal (CIC), localizadas principalmente entre as duas camadas musculares. As CIC também controlam a atividade motora em associação com o sistema nervoso intrínseco, localizado na parede do tubo digestivo.

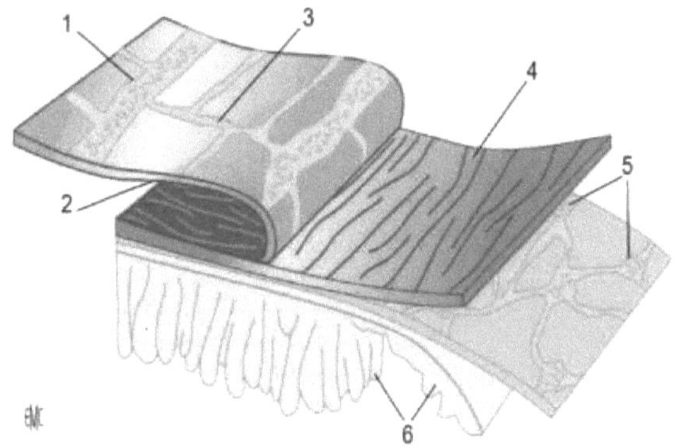

Figura 1: Estrutura do músculo liso digestivo (Roman et al, 2009).

2.2. Atividade contrátil do trato digestivo: papel das células musculares lisas

As fibras musculares estão organizadas em feixes cerca de uma dúzia de células, denominadas unidades contrácteis. Estas estão unidas num sincício funcional. Todas as células que formam o mesmo sincício relaxam e contraem-se ao mesmo tempo. A orientação das células musculares depende da camada em que se encontram: é longitudinal na camada longitudinal e transversal na camada circular.

A contração e o relaxamento do músculo liso baseiam-se na interação dos filamentos de actina e miosina presentes no citoplasma das células musculares. A sua ocorrência depende da fosforilação da miosina. Esta é regulada por duas enzimas: uma cinase específica, a cinase da cadeia leve da miosina (MLCK), e uma fosfatase específica (fosfatase da cadeia leve da miosina [MLCP]).

O complexo cálcio-calmodulina que se forma ativa uma enzima, a cinase da cadeia leve da miosina. Esta quinase permite a fosforilação de uma das duas cadeias leves de miosina em cada cabeça de miosina utilizando ATP. Esta fosforilação desmascara o local de ligação da actina na cabeça da miosina pesada. A ligação da actina à miosina induz a contração da fibra muscular lisa.

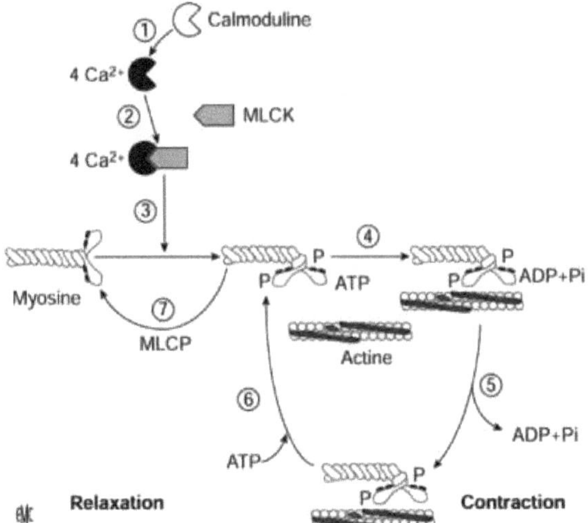

Figura 2: Interação das proteínas contrácteis durante a contração e o relaxamento do músculo liso (Roman et al, 2009).

2.3. Automatismo e sincronização da atividade motora: papel das células intersticiais de Cajal

As células intersticiais de Cajal são responsáveis pelo automatismo do tubo digestivo (papel de pacemaker) e pela sincronização da atividade motora. Desempenham um papel essencial na ligação entre os neurónios motores (excitatórios ou inibitórios) e as células musculares lisas. Em certas zonas, os CIC estão agrupados para formar verdadeiros pacemakers locais, por exemplo no corpo gástrico ao nível da grande curvatura. Por outro lado, distribuem-se ao longo de todo o comprimento do intestino delgado e do cólon. A ausência de células de Cajal é a causa de várias perturbações motoras digestivas, como a acalásia e a doença de Hirschsprung.

2.4. Atividade espontânea do músculo liso digestivo

A principal diferença entre o músculo estriado e o músculo liso é que o músculo liso é dotado de automatismo, enquanto a atividade motora do músculo estriado está subordinada ao controlo do sistema nervoso extrínseco. Por exemplo, um segmento isolado de intestino colocado num líquido de sobrevivência contrai-se regularmente. Esta atividade motora intestinal depende da ocorrência ondas lentas. Estas são geradas pelas células de Cajal e propagam-se às células musculares lisas ao longo do trato digestivo. Os potenciais de ação das células musculares são responsáveis pela ocorrência da atividade mecânica.

2.4.1. Atividade eléctrica espontânea das células de Cajal

A atividade eléctrica espontânea das células de Cajal é iniciada pela libertação intracitoplasmática de cálcio através da atividade dos receptores IP3 presentes na membrana do retículo endoplasmático. O cálcio ativa os canais de cloro na membrana plasmática. Os movimentos do cloro induzem variações no potencial de membrana, conhecido como potencial unitário. Segundo outros autores, o cálcio libertado para o espaço intracelular é recapturado pelas mitocôndrias situadas perto do retículo endoplasmático. Esta diminuição do cálcio intracitoplasmático ativa a condutância não selectiva da membrana plasmática aos catiões, induzindo assim variações do potencial de membrana, os potenciais unitários. A soma de diferentes potenciais unitários abre os canais de cálcio dependentes da voltagem presentes na membrana plasmática e cria uma corrente de despolarização. A despolarização é transmitida de uma célula de Cajal para outra através das junções comunicantes. A ativação dos canais de cálcio dependentes de voltagem na segunda célula de Cajal pela corrente de despolarização é responsável por um influxo de cálcio para o meio intracelular. Isto aumenta a sensibilidade dos receptores IP3 na membrana do retículo endoplasmático e promove a libertação de cálcio para o citoplasma.

2.4.2. Coordenação da atividade motora pelo sistema nervoso

A regulação neuroendócrina desempenha um papel na coordenação da atividade muscular para assegurar a mistura e a propulsão do bolo alimentar desde o resófago até ao ânus. A parede do tubo digestivo é muito rica em neurónios.

Há uma maioria de inervação intrínseca (ou entérica), localizada inteiramente na parede digestiva, e inervação extrínseca, cujos neurónios têm corpos celulares fora da parede digestiva.

> . Inervação intrínseca

O sistema nervoso intrínseco é constituído por diferentes tipos de neurónios.

> **Neurónios sensoriais**

Os neurónios sensoriais (neurónios aferentes primários intrínsecos [IPAN]) desempenham um papel na deteção de estímulos mecânicos e químicos. Estão localizados na submucosa e entre as duas camadas musculares.

Os principais neurotransmissores envolvidos são a acetilcolina, a substância P e as taquicininas. A libertação de serotonina pelas células endócrinas digestivas é responsável pela ativação destes neurónios.

> **Neurónios motores**

Os neurónios motores do sistema nervoso entérico estão divididos em grupos ganglionares e formam dois plexos principais:

> **O plexo mioentérico**, situado entre as duas camadas musculares (plexo de Auerbach), é responsável pelo controlo motor;

> **O plexo submucoso** na submucosa (plexo de Meissner) está envolvido no controlo das secreções gastrointestinais e do fluxo sanguíneo local.

Além disso, os plexos recebem aferências do sistema nervoso extrínseco (simpático e parassimpático) e emitem axónios eferentes primários que ascendem ao sistema nervoso central.

Os axónios dos neurónios motores do sistema nervoso entérico não têm uma sinapse na extremidade, mas têm varicosidades ao longo de todo o seu comprimento. Estas varicosidades permitem a projeção direta dos neurónios motores sobre as células musculares lisas da camada longitudinal ou da camada circular, mas também sobre as células de Cajal. A ativação das duas camadas musculares pelo sistema entérico é independente uma da outra.

Alguns neurónios estimulam a contração das células musculares lisas, enquanto outros a inibem. No tubo digestivo (com exceção do esfíncter inferior do esófago) predominam os neurónios motores excitatórios. Os seus principais mediadores a acetilcolina, a substância P e as taquicininas. Ao estimulá-los, a amplitude das ondas lentas aumenta acima de um limiar suficiente para gerar potenciais de membrana dependentes de cálcio que provocam a contração das células musculares lisas.

Os neurónios motores inibitórios são mediados pelo péptido intestinal vaso e pelo óxido nítrico (NO). A sua ativação bloqueia a resposta contrátil do músculo através da inibição dos de ação do cálcio.

2.5. Patologias motoras digestivas

2.5.1. Espasmo do esófago

Nesta condição, as contracções peristálticas normais que impulsionam os alimentos através do esófago são periodicamente substituídas por contracções não propulsivas ou contracções musculares excessivas (hiperdinamia) que não movem os alimentos através do esófago.
A causa exacta desta doença não é conhecida e os sintomas incluem dor no peito abaixo do esterno e dificuldade em engolir.

2.5.2. Espasmo abdominal

Trata-se de **contracções involuntárias dos músculos digestivos abdominais**. Estes músculos não estão sob o controlo voluntário do indivíduo e funcionam automaticamente para o peristaltismo, que permite o avanço do conteúdo digestivo. "**Os espasmos abdominais apresentam-se sob a forma de ataques responsáveis por dores ou por uma sensação de desconforto** que podem durar de alguns segundos a várias horas, ou mesmo vários dias. A dor abdominal pode ser caracterizada pelo seu carácter **recorrente** (designada por dor abdominal crónica) **ou pelo seu** carácter **pontual** (designada por dor abdominal aguda)".
Estes espasmos podem também ser **acompanhados de outros sintomas, como náuseas, vómitos ou perturbações do trânsito**. Podem estar relacionados com uma patologia abdominal, mas também podem ocorrer espontaneamente, sem qualquer causa evidente.

> Espasmo abdominal do lado esquerdo

Podem indicar :

- Problemas intestinais, como **obstipação** ou formação de **gases.**
- **Síndrome do intestino irritável.**
- Espasmos musculares (pontadas laterais).
- Lesões do baço ou dos rins.

> Espasmo abdominal do lado direito

Podem indicar :

- Lesões hepáticas.
- Lesões intestinais.
- Apendicite.

> Espasmos abdominais na região subumbilical

Podem ser um sinal de :

- Uma infeção urinária.
- Danos nos ovários ou nas trompas de Falópio.

3. História da descoberta e do desenvolvimento

Os antiespasmódicos foram descobertos e desenvolvidos ao longo das décadas para responder a uma variedade de necessidades médicas. A sua história remonta aos tempos antigos, quando as plantas eram utilizadas para tratar dores e cólicas abdominais. A utilização de plantas como a hortelã-pimenta e a camomila foi documentada no antigo Egito, Grécia e Roma.
Os primeiros antiespasmódicos foram descobertos no século XIX. Em 1838, o Dr. Formby, de Liverpool, foi o primeiro a utilizar o clorofórmio como tranquilizante antiespasmódico. Em 1842, o Dr. Mortimer Glover, um jovem médico de Edimburgo, descobriu através das suas experiências que o clorofórmio era um veneno narcótico muito poderoso.
A beladona foi isolada pela primeira vez no século XIX. A beladona, também conhecida como Atropa belladona, é uma planta venenosa que era utilizada na época para dilatar as pupilas. Mais tarde, as propriedades antiespasmódicas da beladona foram descobertas e

utilizadas para tratar espasmos musculares no estômago e no intestino.
No início do século XX, foram desenvolvidos antiespasmódicos derivados da beladona, como a hioscina, para tratar espasmos musculares no estômago e no intestino. Durante a Segunda Guerra Mundial, os antiespasmódicos foram utilizados para aliviar os sintomas do envenenamento por gás mostarda, que provoca espasmos musculares.
Nos anos 50, foram desenvolvidos os primeiros antiespasmódicos sintéticos, como a PAPAVERINA e a DROTAVERINA. Estes medicamentos têm uma estrutura semelhante à da atropina, mas são menos tóxicos e têm efeitos mais específicos no sistema digestivo.
Ao longo dos anos, foram desenvolvidos antiespasmódicos para tratar diferentes tipos de espasmos musculares. O PHLOROGLUCINOL é um antiespasmódico musculotrópico pertencente à família dos trifenóis1. Foi descoberto por Gérard Glauert e Jacques Fleuret em 1890, o CLIDINIUM em 1950, a TRIMEBUTINA, o PINAVERIUM, a MEBEVERINA em 1960 e a OXIBUTININA em 1970.

4. Classificação dos antiespasmódicos

Os antiespasmódicos são utilizados para tratar os sintomas espasmódicos e dolorosos do aparelho digestivo e urinário, bem como em ginecologia e obstetrícia.
Existem dois tipos de antiespasmódicos:

- **Antiespasmódicos anticolinérgicos** ;
- **Antiespasmódicos musculotrópicos.**

A sua diferença reside no seu **modo de ação**. Os primeiros actuam bloqueando os receptores da acetilcolina, um neurotransmissor que desempenha um papel na atividade muscular, enquanto os segundos actuam diretamente nos músculos para aliviar os espasmos".

5. Antiespasmódicos anticolinérgicos

Os antiespasmódicos anticolinérgicos actuam sobre os neurotransmissores. Interrompem a ação da acetilcolina nas sinapses. Esta inibição bloqueia a chegada dos impulsos nervosos. Desta forma, os músculos deixam de estar dependentes do sistema parassimpático, provocando o seu relaxamento (quadro I).
A atropina é a substância parental dos anticolinérgicos. É capaz de antagonizar os efeitos muscarínicos da acetilcolina. Por conseguinte, inibe a maior parte dos efeitos da excitação do sistema parassimpático.
Foram sintetizados derivados obter uma resposta espasmolítica ou anti-secretora mais específica. Existem derivados de ésteres com um grupo amina terciária e derivados de ésteres com um grupo amina quaternária (incluindo Buscopan®, butilbrometo de hioscina).

Tabela I. Principais antiespasmódicos anticolinérgicos.

Molécula DCI	Denominação comercial e forma farmacêutica	Estrutura química e nome científico
Atropine	***ATNAA®, ATROPEN®, BUSULFEX®*** Solution injectable : 1 mg/mL Collyre : 0,5% (5 mg/mL)	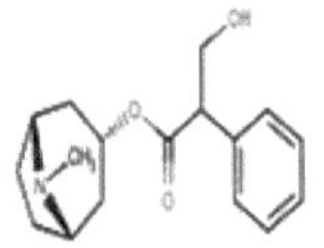 (1R,3r,5S,7S,8S)-8-(hydroxyméthyl)-3-[(1R,2R,4S)-2-hydroxy-4-{[(2S,3R,4S,5S,6R)-3,4,5-trihydroxy-6-(hydroxyméthyl)oxan-2-yl]oxy}-1-méthylpentoxy]-8-méthyl-8-azoniabicyclo[3.2.1]octane
Bromure de N-butylhyocyamine	***BUSCOPAN®*** Comprimés : 10 mg Solution injectable : 20 mg/1 mL	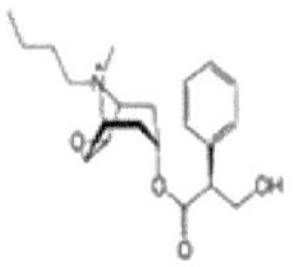 Bromure de N-butylhyoscyamine

Tabela I. Principais antiespasmódicos anticolinérgicos (continuação).

Molécula DCI	Denominação comercial e forma farmacêutica	Estrutura química e nome científico
Clidinium	***LIBRAX®*** (en association à un neuroleptique : chlordiaéepoxide)	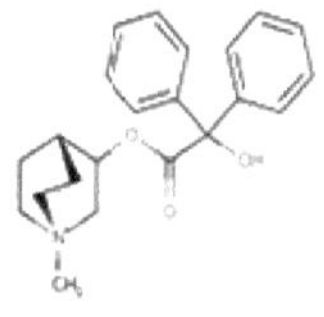 3-benzhydrylquinuclidine-3-carboxylate de 2-bromobenzyle
Oxybutinine	***DITROPAN®*** Comprimés à libération prolongée à 5 mg	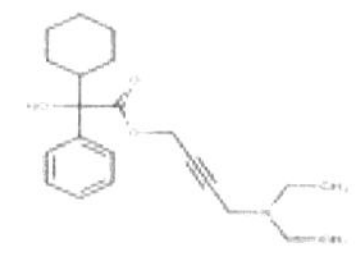 (RS)-N-(4-diéthylaminoéthyl)-3-hydroxy-2-phenyl-propanamide
Prifinium	***RIABAL®*** Comprimés pelliculés à 10 mg	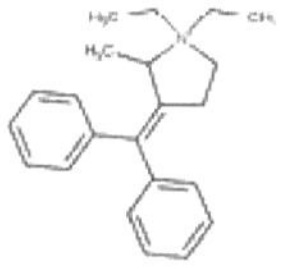 (RS)-1-[2-(4-chlorophényl)-2-hydroxyéthyl]-1,2,3,4-tétra hydro-6,7-diméthoxy-2-mét hylisoquinoline
Tiemonium	***VISCERALGINE®*** Solution buvable	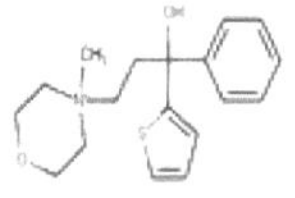 (RS)-3-[(2-hydroxy-2,2-dipheny léthyl)diméthylammonio]propan oate

5.1. Estudo principal

Atropina: *ATROPEN®*

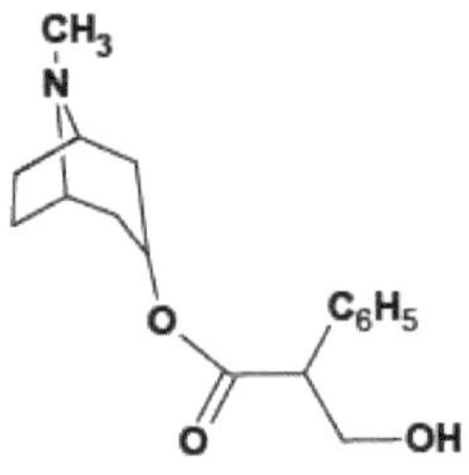

Figura 3: Estrutura química da atropina.

5.1.1. Síntese química

Pode ser sintetizada utilizando um esquema normalizado de síntese de alcalóides do tropano.

A condensação do maleilaldeído com a metilamina e o ácido 3-cetonodicarboxílico dá origem à tropenona, que é a principal matéria-prima para a síntese da atropina e da escopolamina.

O grupo carbonilo da tropenona é reduzido, formando o tropenol, e a ligação dupla entre C6 e C7 do anel tropano é então hidrogenada, dando origem à tropina. A esterificação do tropenol dá origem à atropina.

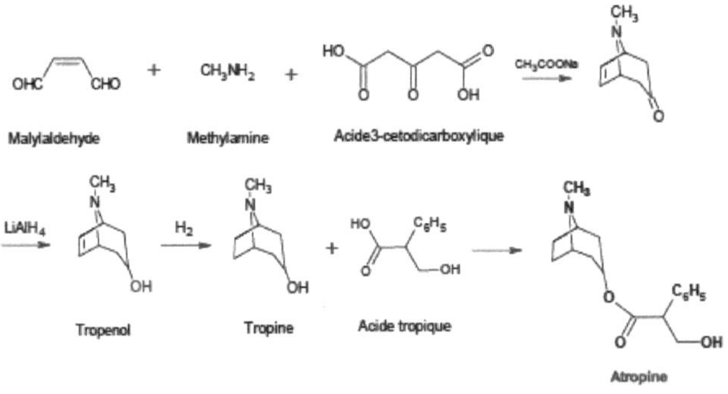

Figura 4: Síntese química da atropina.

5.1.2. Controlo analítico

1. Propriedades físico-químicas

A atropina é um pó cristalino branco ou quase branco ou cristais incolores. Muito solúvel em água, facilmente solúvel em etanol.

2. Identificação

- Ângulo de rotação ótica
- Espectrofotometria de absorção no infravermelho
- O sulfato de atropina produz reacções de sulfato
- O sulfato de atropina provoca a reação alcaloide

3. Teste

— PH

— Ângulo de rotação ótica: - 0,50° a + 0,05°.

— Substâncias relacionadas

- Água
- Cinzas sulfúricas

4. Dosagem

Titulação por potenciometria.

5.2. Relação estrutura-atividade

Os compostos anticolinérgicos podem ser considerados como substâncias químicas que têm uma certa semelhança com a ACh, mas que também contêm substituintes que reforçam a sua ligação ao recetor colinérgico.

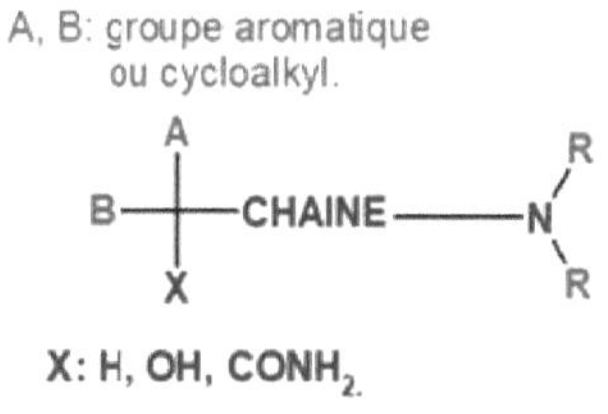

A, B: groupe aromatique ou cycloalkyl.

A
B—C—CHAINE—N(R)(R)
X

X: H, OH, $CONH_2$.

Figure 5. Estrutura comum dos anticolinérgicos.

> **A cabeça catiónica**

Considera-se geralmente que as moléculas anticolinérgicas têm um ponto de fixação primário no local colinérgico através da cabeça catiónica (ou seja, o azoto com carga positiva).

Para os compostos de amónio quaternário, não há dúvidas sobre o que isto implica, mas para as aminas terciárias, assume-se corretamente que a cabeça catiónica é obtida por protonação da amina a pH fisiológico.

Os grupos alquilo ligados ao N (R) podem ser superiores ao metilo (em oposição aos agonistas). Quando os grupos N1 são etil ou isopropil, o efeito é maximizado, mas a toxicidade aumenta.

O azoto quaternário pode ser encontrado no anel (piridina, piperidina, pirrolidina). Enquanto os agonistas têm de possuir um azoto quarternário, o azoto do antagonista pode ser terciário ou quaternário. É de notar, contudo, que o átomo de azoto terciário está carregado quando interage com o recetor.

> **Substituição do carbono na posição a**

Um grupo hidroxilo alcoólico adequadamente colocado a atividade antimuscarínica em comparação com um composto semelhante sem um grupo hidroxilo. A posição do grupo hidroxilo em relação ao azoto parece ser bastante crítica, estimando-se que o diâmetro da zona recetiva seja de cerca de 2 a 3 Angstroms. Presume-se que o grupo hidroxilo contribui para a força da ligação, provavelmente através da ligação de hidrogénio a uma parte da superfície do recetor rica em electrões.

> O grupo hidroxi ou o grupo hidroxi-metilo é o antagonista mais potente.

> Os R 2 e R3 devem ser anéis carboxílicos ou heterocíclicos (fenilo, ciclohexilo, ciclopentilo) para um poder antagonista máximo.

> A substituição dos anéis de naftaleno em R2 e R3 resulta em compostos inactivos devido a impedimentos estéricos no recetor muscarínico.

> Os grupos R2 e R3 de maiores dimensões ligam-se à região hidrofóbica externa do recetor da acetilcolina.

R1 étant un atome d'hydrogène, un groupe hydroxy, un groupe hydroxy-méthyle ou un carboxamide.

Le groupe hydroxy ou le groupe hydroxy-méthyle forment l'antagoniste le plus puissant.

R 2 et R3 doivent être des cycles carboxyliques ou hétérocycliques (phényle, cyclohexyle, cyclopentyle) pour une puissance antagoniste maximale.

La substitution des cycles naphtalènes aux R2 et R3 donne des composés inactifs en raison de l'encombrement stérique au niveau du récepteur muscarinique.

Des groupes R2 et R3 plus grands se lient à la région hydrophobe à l'extérieur du récepteur de l'acéthylcholine.

R1 é um de hidrogénio, um grupo hidroxi, um grupo hidroxi-metilo ou uma carboxamida.
O grupo hidroxi ou hidroxi-metilo é o antagonista mais potente.

Os R 2 e R3 devem ser anéis carboxílicos ou heterocíclicos (fenilo, ciclo-hexilo, ciclopentilo) para uma potência antagonista máxima.
R2 e R3 dão origem a compostos inactivos devido a impedimentos estéricos no recetor muscarínico.

Os grupos R2 e R3 de maiores dimensões ligam-se à região hidrofóbica no exterior do recetor da acetilcolina.

Figure 6. Alterações estruturais do carbono na posição a.

O grupo éster

Muitos compostos antimuscarínicos muito potentes têm um grupo éster, que pode contribuir para uma ligação efectiva. Isto é razoável porque o agonista tem uma função semelhante ou liga-se ao mesmo sítio.

A função éster não é necessária para a atividade, uma vez que vários tipos de compostos não possuem esse grupo (por exemplo, éteres, aminoálcoois).

o grupo éster pode também ser também um éter, ou estar totalmente ausente	o grupo éster proporciona atividade anticolinérgica

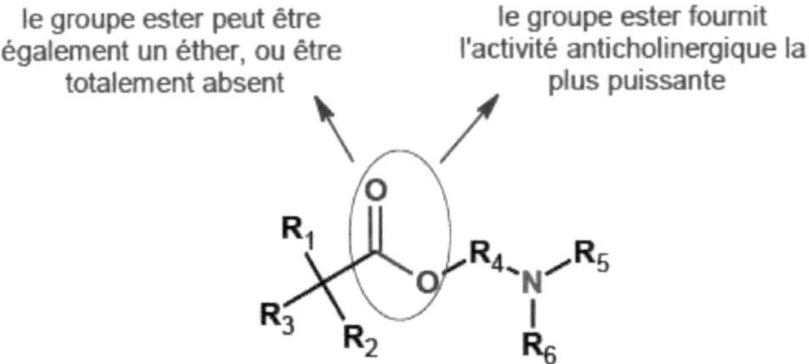

Figure 7. Alterações estruturais do grupo éster.

> Substituição cíclica

Os compostos activos têm pelo menos um substituinte cíclico (fenil, tienil ou outro), uma caraterística comum a quase todas as moléculas anticolinérgicas. A substituição aromática é frequentemente utilizada em ligação com a parte ácida da função éster.

São necessários grandes ácidos {Mandélico, Trópico, Benzilik, etc.} para a atividade. (Podem estar presentes grupos acilo muito grandes (A e B = anel aromático ou heteroaromático), ao contrário dos agonistas para os quais apenas são aceitáveis grupos acetilo).

5.3. Mecanismo de ação

Os agentes antiespasmódicos anticolinérgicos são uma classe de medicamentos utilizados para tratar uma variedade de condições que envolvem contração e relaxamento muscular, incluindo cãibras gastrointestinais, espasmos musculares e diarreia.

Os anticolinérgicos bloqueiam a ação da acetilcolina (um mensageiro químico) libertada pelos nervos para provocar a contração muscular.

O bloqueio da acetilcolina inibe os movimentos musculares involuntários e várias outras funções corporais. Os antiespasmódicos abrandam os movimentos naturais do intestino e relaxar os músculos do estômago e do intestino.

Os antiespasmódicos anticolinérgicos bloqueiam a ação de um neurotransmissor chamado acetilcolina nos sistemas nervosos central e periférico.

A acetilcolina é responsável pela transferência de sinais entre determinadas células que desempenham funções corporais específicas (nomeadamente a digestão, a micção e a salivação).

Impedem a ligação da acetilcolina aos seus receptores em determinadas células nervosas, o que inibe os movimentos musculares involuntários nos pulmões, no trato gastrointestinal, no trato urinário e noutras partes do corpo.

Os agentes anticolinérgicos reduzem a produção de ácido no estômago, o que abranda os movimentos naturais do intestino, relaxando assim os músculos de numerosos órgãos, como o estômago, os intestinos, os rins e a bexiga. Reduzem igualmente a quantidade de fluidos corporais (saliva, suor).

5.4. Indicações

Os agentes antiespasmódicos anticolinérgicos são utilizados para tratar o seguinte

> **Perturbações gastrointestinais**

— Úlcera péptica (feridas que se desenvolvem no revestimento do estômago, do resófago inferior ou do intestino delgado)

— Síndrome do intestino irritável (distúrbio intestinal que provoca dores de estômago, diarreia e obstipação)

— Cólicas abdominais

- Diverticulite (pequenas bolsas salientes que se podem formar no revestimento do sistema digestivo)
- Diarreia

> **Cãibras causadas por**

- Pedras nos rins
- Cálculos biliares

> **Medicação pré-operatória para :**

- Promover o relaxamento
- Controlo do ritmo cardíaco
- Reduzir a salivação

> Bexiga hiperactiva (vontade frequente e súbita urinar que pode ser difícil de controlar)

> Doença de Parkinson (uma doença cerebral que provoca tremores, rigidez e dificuldade em andar, equilíbrio e coordenação)

> Sialorreia (baba ou salivação excessiva - um problema comum em crianças com perturbações neurológicas)

> Piloroespasmo (espasmo do esfíncter pilórico frequentemente acompanhado de dor e de vómitos).

5.5. Efeitos secundários

Os derivados da atropina ou os antiespasmódicos anticolinérgicos são utilizados com menos frequência devido à frequência dos efeitos secundários. Estes anticolinérgicos inibem os efeitos da estimulação do sistema parassimpático, actuando nos receptores e, consequentemente, inibem os efeitos da acetilcolina, o que pode provocar efeitos secundários.

De facto, a sua utilização pode ser acompanhada de dois tipos de efeitos secundários, periféricos ou centrais.

> **Os efeitos periféricos** são: taquicardia, boca seca, hipertermia (aumento da temperatura corporal) devido à inibição da transpiração, vermelhidão da pele (dilatação dos vasos cutâneos para promover a libertação de calor através do aumento do fluxo sanguíneo cutâneo para compensar a hipertermia) e obstipação (devido ao bloqueio do peristaltismo intestinal).

> **Os efeitos centrais** incluem agitação motora, alucinações e confusão.

6. Antiespasmódicos musculotrópicos

Actuam diretamente sobre as fibras musculares lisas (para as levar a relaxar e aliviar o espasmo) e não sobre o neuromediador.

Actuam sobre as fibras musculares lisas do aparelho digestivo, do aparelho urinário e do músculo uterino. São indicados, nomeadamente, nas cólicas hepáticas e nefríticas, nos sintomas espasmódicos e dolorosos, nas vias biliares, urinárias e uterinas, e têm menos efeitos secundários do que os antiespasmódicos anticolinérgicos.

A substância principal desta família é a **PAPAVERINA**. Trata-se de um alcaloide extraído do papaver somniferum. Interfere na contração do músculo liso ao inibir a transferência transmembranar de iões $Ca^{(2+)}$). A sua ação incide principalmente no sistema vascular periférico e cerebral. Provoca vasodilatação.

A estrutura de base da PAPAVERINA é utilizada para sintetizar produtos com uma ação espasmolítica musculotrópica mais selectiva sobre as fibras lisas digestivas, urológicas e ginecológicas. Um destes derivados é o PHLOROGLUCINOL: ***SPASFON®*** (quadro II).

Tabela II. Principais antiespasmódicos musculotrópicos.

Molécula DCI	Denominação comercial e forma farmacêutica	Estrutura química e nome científico
Papavérine	***PAPAVERINE®*** Comprimés 40 mg, 80 mg	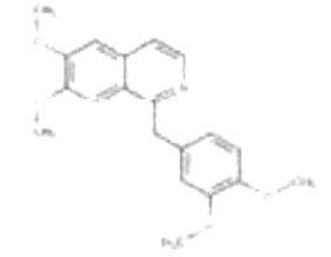 (RS)-1-[(3,4-diméthoxyphényl) mét hyl]-6,7-diméthoxyisoquinoline
Chlorhydrate de mébévérine	***COLPRONE®*** Comprimés : 200 mg	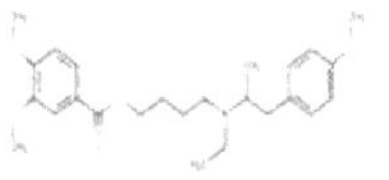 N,N-diméthyl-2-[(1-méthoxy prop an-2-yl)amino]éthyl 2-(4-méthoxy phényl)acétate
Citrate d'Alvérine	***SPASMODEX®*** Comprimés : 60 mg	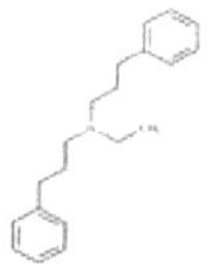 acide (RS)-2-[(4-éthoxyphényl) méthyl]-2,3-dihydro-1H-indole-6-carboxylate de 1-méthyl pipé razine
Maléate de Trimébutine	***DEBRIDAT®*** Comprimés : 100 mg 200mg	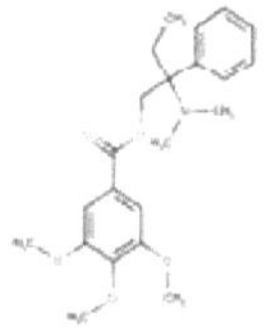 (RS)-2-(diéthylamino)éthyl (3,4,5-triméthoxybenzoate) méthylamine

Tabela II. Principais anticespasmódicos musculotrópicos (continuação).

Molécula DCI	Denominação comercial e forma farmacêutica	Estrutura química e nome científico
Phloroglucinol	***SPASFON®*** Comprimés lyophilisés à 80 mg et 160 mg	1,3,5-trihydroxybenzène
Pinavérium	***DICETEL®*** Comprimés pelliculés à50 mg et 100 mg	(RS)-1-(4-éthoxybenzyl)-6,7-di méthoxy-1,2,3,4-tétrahydroiso quinoline

6.2. Estudo do parceiro principal

Cloroglucinol: *SPASFON®* (em francês)

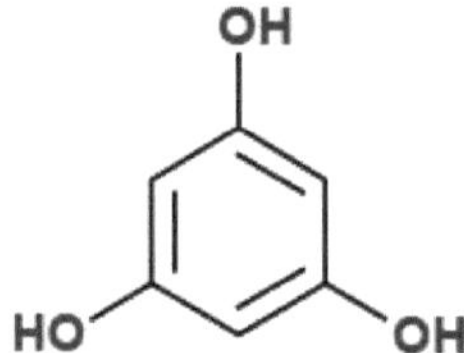

Figura 8. Estrutura química do cloroglucinol.

O floroglucinol ou benzeno-1,3,5-triol é um antiespasmódico musculotrópico. Foi descoberto por Gérard Glauert e Jacques Fleuret.

É frequentemente prescrito aliviar os espasmos nas perturbações digestivas funcionais (colites), nas cólicas renais ou hepáticas e em certas afecções ginecológicas.

6.2.1. Síntese química

Pode ser sintetizado de várias formas, sendo uma das mais representativas o trinitrobenzeno.

Benzene $\xrightarrow{HNO_3}$ 1,3,5-trinitrobenzene $\xrightarrow{RaNi/H_2}$ 1,3,5-triaminobenzene $\xrightarrow{Base}$ PHLOROGLUCINOL

Figura 9. Síntese química do cloroglucinol.

6.2.2. Controlo de qualidade

1. Propriedades físico-químicas

O floroglucinol é um pó branco ou aproximadamente branco. É bastante solúvel em água, facilmente solúvel em etanol a 96% e praticamente insolúvel em cloreto de metileno.

2. Identificação

- Espectrofotometria de absorção no infravermelho
- Cromatografia de camada fina

3. Teste

- Ensaio de substâncias relacionadas por cromatografia líquida.
- Teste de perda por secagem, metais pesados e cinzas sulfúricas.

4. Dosagem

Titulação por potenciometria.

1.3. Mecanismo de ação

Os medicamentos antiespasmódicos musculotrópicos, como a DICICLOMINA e a MEBEVERINA, pertencem à classe dos medicamentos conhecidos como **bloqueadores dos canais de cálcio**. Estes fármacos actuam bloqueando o influxo iões de cálcio através dos canais de cálcio do tipo L dependentes de voltagem nas células musculares lisas.

Os medicamentos antiespasmódicos musculotrópicos ligam-se a locais específicos dos **canais de cálcio do tipo L**, impedindo a entrada de iões de cálcio nas células. O resultado é uma diminuição da concentração intracelular de cálcio, levando ao relaxamento das células musculares lisas e ao alívio dos espasmos.

Para além dos seus efeitos nos canais de cálcio, os fármacos antiespasmódicos musculotrópicos podem também ter efeitos noutros canais iónicos, como os canais de potássio. Ao aumentar efluxo de iões de potássio das células musculares lisas, estes fármacos podem aumentar o relaxamento do músculo liso.

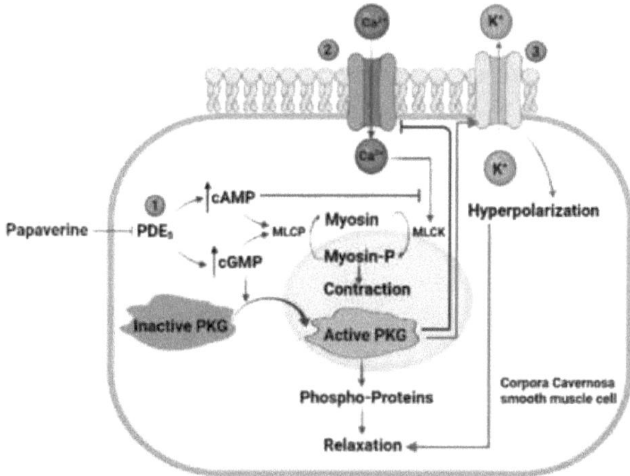

Figura 10. Mecanismo de ação da papaverina.

1.4. Indicações

Os antiespasmódicos musculotrópicos são utilizados para tratar várias doenças caracterizadas por espasmos do músculo liso. Eis algumas indicações comuns para estes medicamentos:

- Síndrome do intestino irritável (SII).
- Cólica biliar.

- Cólicas renais.
- Discinesia biliar.
- Dores menstruais (dismenorreia).
- Diverticulite.
- Colite espasmódica.
- Cólicas intestinais.

Os antiespasmódicos musculotrópicos actuam diretamente no músculo liso para reduzir o espasmo sem afetar a motilidade intestinal normal, o que os torna úteis numa variedade de doenças gastrointestinais e urológicas em que o espasmo muscular é um problema importante.

1.5. Efeitos indesejáveis

As reacções adversas aos relaxantes musculares diretos são muito raras. Quando são notificados, os efeitos secundários mais comuns são os seguintes

- Boca seca.
- Náuseas.
- Tonturas.
- Indigestão.
- Azia.
- Prisão de ventre.
- Insónia (perturbações do sono).
- Anorexia (perda apetite ou recusa comer).
- Dores de cabeça.
- Fadiga.
- Movimentos musculares invulgares.
- Erupção cutânea ou comichão.

7. Conclusão e perspectivas

Os antiespasmódicos são agentes terapêuticos indispensáveis no tratamento dos espasmos do músculo liso, que são uma caraterística comum de muitas doenças gastrointestinais, urológicas e ginecológicas. Ao actuarem em diversos mecanismos fisiopatológicos, nomeadamente modulando a atividade dos receptores muscarínicos, inibindo as enzimas responsáveis pela contratilidade muscular ou modificando a transmissão neuronal, os antiespasmódicos aliviam eficazmente os sintomas dolorosos e melhoram a qualidade de vida dos doentes.

As perspectivas para os antiespasmódicos são variadas e promissoras. Os avanços no desenvolvimento de novos agentes, a otimização das terapias actuais, as abordagens personalizadas e a integração de terapias não farmacológicas estão a abrir novas vias para melhorar a gestão dos espasmos musculares. Estes esforços concertados têm como objetivo oferecer soluções terapêuticas mais eficazes, mais seguras e adaptadas às necessidades individuais dos doentes, contribuindo assim para uma melhor qualidade de vida das pessoas que sofrem destas doenças.

8. Referências

1. Roman, S., & Mion, F. (2009). Dados fundamentais sobre a fisiologia da motricidade digestiva. EMC - Gastro-Enterologia, 4(4), 1-8. [Disponível em: Données fondamentales sur la Physiologie de la motricité digestive - EM consulte (em-consulte.com).
2. Ouyang A, Locke GR: Overview of neurogastroenterology- gastrointestinal motility and function GI disorders: classification, prevalence, and epidemiology. Gastroenterol Clin North Am 36:485 498, 2007.
3. SeowCY.Myosinfilamentassemblyinane ever-changingmyofilament lattice of smooth

muscle. Am J Physiol Cell Physiol 2005;289: C1363C1368.

4. Harnett KM, Cao W, Biancani P. Signal-transduction pathways that regulate smooth muscle function I. Transdução de sinal nos músculos lisos fásicos (esófago) e tónicos (esfíncter gastroesofágico). AmJPhysiol Gastrointest Liver Physiol 2005;288:G407-G416.

5. Khandekar Hussan Reza et al. Mechanism of action of cholinergic drugs. Academic Press,2023. ISBN 9780323998550.p.27-46. [Disponível em : Mecanismo de ação dos fármacos colinérgicos - ScienceDirect.

6. Szymaszkiewicz, A., & Zielińska, M. (2020). Síndrome do intestino irritável: Terapias actuais e perspectivas futuras. A Comprehensive Overview of Irritable Bowel Syndrome, 129-144 [Em linha] Disponível em : Síndrome do intestino irritável: Terapias actuais e perspectivas futuras - ScienceDirect.

7. Hicks, G. A. (2007). Síndrome do Intestino Irritável. Comprehensive Medicinal Chemistry II, 643-670 [Em linha] Disponível em : Síndrome do Intestino Irritável - ScienceDirect.

8. Videlock EJ, Chang L: Irritable bowel syndrome-current approach to symptoms, evaluation, and treatment (Síndrome do intestino irritável - abordagem atual dos sintomas, avaliação e tratamento). Gastroenterol Clin North Am 36:665-685, 2007.

9. Washabau, R. J. (2013). Agentes antiespasmódicos. Gastroenterologia Canina e Felina, 481-485. [Disponível em : Agentes Antiespasmódicos - ScienceDirect.

10. Direção Europeia da Qualidade dos Medicamentos e Cuidados de Saúde. Monografia sobre a atropina. **In**: *Farmacopeia Europeia.* 9th ed. França: EDQM, 2018, p. 1915-1916.

11. Direção Europeia da Qualidade dos Medicamentos e Cuidados de Saúde. Monografia sobre o cloroglucinol. **In**: *Farmacopeia Europeia.* 9th ed. França: EDQM, 2018, p. 3556-3557.

Capítulo 3

Medicamentos para a acidez gástrica

1. Introdução

A acidez gástrica é um fenómeno fisiológico normal, necessário para a digestão dos alimentos e para a proteção contra as infecções. No entanto, a produção excessiva de ácido gástrico pode levar a várias perturbações gastrointestinais, como a doença do refluxo gastro-resofágico (DRGE), úlceras gástricas e duodenais e dispepsia.

Os medicamentos antiácidos gástricos, ou anti-secretores, são essenciais no controlo e tratamento destas doenças. Actuam principalmente reduzindo a produção de ácido clorídrico pelo estômago, neutralizando o ácido já presente ou protegendo a mucosa gástrica dos efeitos corrosivos do ácido.

2. Antecedentes fisiopatológicos

2.1. Anatomia do estômago

O estômago situa-se entre o resófago e o duodeno, nas regiões epigástrica, umbilical e do hipocôndrio esquerdo do abdómen. É a parte mais dilatada do trato gastrointestinal e subdivide-se em quatro regiões:

- A cárdia, que rodeia a abertura do resófago no estômago;
- O fundo gástrico, que é a área acima do orifício da cárdia ;
- O corpo do estômago, a maior região, é a secção média, que se estende para baixo até à secção pilórica em forma de funil;
- A porção pilórica, que é a porção distal do estômago e está dividida no antro pilórico e no ducto pilórico.
- A curvatura maior, onde se inserem o ligamento gastrosplénico e o omento maior;
- A curvatura menor, onde o omento menor é inserido;
- A incisura cardíaca, que é o ângulo superior criado pela penetração do resófago no estômago;
- A incisura angular, que é uma inflexão na curvatura menor (Figura 1).

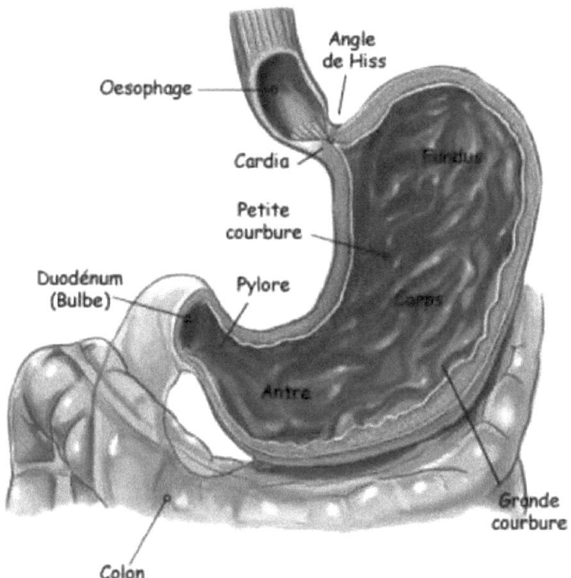

Figura 1. Anatomia do estômago (Mennecier; 2022).

2.2. Histologia do estômago

O revestimento do estômago é constituído por quatro camadas:

- A mucosa interna, quando o estômago está vazio, forma grandes pregas, denominadas pregas gástricas. A superfície da mucosa é constituída por uma camada de células epiteliais prismáticas simples, não ciliadas, denominadas células mucosas superficiais;
- A submucosa com numerosas glândulas submucosas que produzem muco para ajudar o bolo alimentar a avançar. É constituída por tecido conjuntivo areolar que liga a mucosa à muscularis;
- A muscularis tem três camadas de tecido muscular liso: uma camada longitudinal externa, uma camada circular média e uma camada oblíqua interna;
- A serosa externa que reveste o estômago é composta por epitélio escamoso simples e tecido conjuntivo areolar, e faz parte do peritoneu visceral.

A mucosa é diferente no fundo e no corpo do estômago e no antro pilórico.

- **A mucosa fúndica**

Estas glândulas são compostas por três tipos de células:

- As células principais pepsinogénio, que é a forma inativa da pepsina, uma enzima proteolítica. As células principais encontram-se principalmente nas regiões basais das glândulas gástricas.
- As células parietais (células limítrofes), dispersas pelas células principais, segregam ácido clorídrico e fator intrínseco (que permite a absorção da vitamina B12 no intestino delgado).
- As poucas células endócrinas, as células D, que segregam somatostatina.

- **A mucosa pilórica**

Tem criptas profundas e estreitas e **dois** tipos de células.

- As células do muco do colarinho, que se encontram na parte superior, ou "colarinho", das glândulas, produzem um tipo de muco. A função exacta deste muco ainda não é

conhecida.
- Células endócrinas, células G (segregam gastrina) e células D (somatostatina) (Figura 2).

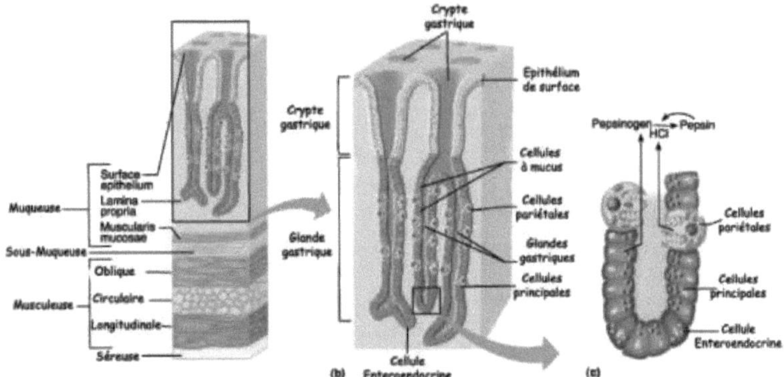

Figura 2: Histologia do estômago (Mennecier; 2022).

2.3. Fisiologia do estômago

Antes de chegar ao estômago, os alimentos sofrem várias transformações causadas pela mastigação e pela saliva, passando depois para o resófago. O bolo alimentar regressa rapidamente ao estômago e é designado por quimo.

O principal papel do estômago é transformar os alimentos num quimo semi-líquido para que possam ser aceites pelo intestino. O agente desta transformação é o suco gástrico, que é segregado pelas glândulas gástricas.

O estômago segrega igualmente um muco que forma uma camada protetora da mucosa gástrica contra a acidez gástrica e que, ao lubrificar a ingesta, facilita a passagem a jusante.

2.3.1. Suco gástrico

Quando os alimentos chegam estômago, a parede do estômago dilata-se e o pH do conteúdo gástrico aumenta porque as proteínas dos alimentos tamponaram alguns dos ácidos gástricos. Estas alterações desencadeiam impulsos nervosos que estimulam o fluxo do suco gástrico, um líquido incolor, límpido e ácido (**pH entre 1,5 e 2,5**) que contém 7 g/l de substâncias dissolvidas, metade orgânicas e metade minerais.

- **Substâncias minerais**
- Ácido clorídrico: segregado no lúmen das glândulas pelas células parietais ou de fronteira. Mata muitas bactérias ingeridas com os alimentos.
- Bicarbonatos: segregados pelas células da mucosa, ajudam a defender a mucosa gástrica da acidez.
- **Substâncias orgânicas**
- Muco: segregado pelas células mucosas, forma uma película contínua na superfície do epitélio, proporcionando uma proteção física e química acidez.
- Fator intrínseco: trata-se de uma glicoproteína segregada pelas células parietais. Liga-se à vitamina B12 (cobalamina) e transporta-a para o íleo, onde é absorvida.
- Pepsinogénio I e II: segregados pelas células principais, são as formas inactivas da pepsina que são activadas pela acidez gástrica.
- Lipase gástrica: segregada pelas células principais. É ativa em meio ácido e hidrolisa os triglicéridos em diglicéridos e ácidos gordos.

2.3.2. Regulação da secreção de ácido gástrico

A ingestão de alimentos estimula a secreção ácida de forma abrupta e constante num patamar durante duas horas, seguido de um regresso gradual aos níveis basais; este processo é também regulado por mecanismos nervosos e hormonais. A secreção de HCl é estimulada por três substâncias químicas, todas elas actuando através de sistemas de segundos mensageiros (AMPc e Ca^{2+}).

— **Estimulantes da secreção gástrica**

— Histamina: produzida por histaminócitos ou células semelhantes à enterocromafina (ECL), actua de forma parácrina, ligando-se aos receptores H2 nas células parietais (receptores acoplados à adenilciclase) para aumentar o AMPc intracelular.

— Gastrina: produzida pelas células G, actua endocrinamente sobre as próprias células parietais e sobre os histaminócitos, estimulando a libertação de histamina. Os receptores da gastrina estão acoplados a uma proteína G que ativa a fosfolipase C, provocando um aumento do Ca^{2+} citosólico.

— Acetilcolina: libertada por estimulação do nervo vago, actua diretamente sobre as células parietais (receptores M3) e indiretamente estimulando os histaminócitos e as células da gastrina.

Uma secreção ácida óptima requer a ação sinérgica dos três mediadores (Figura 3).

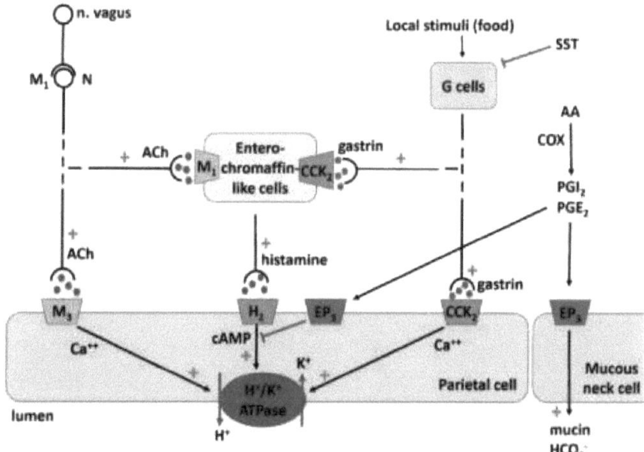

Figura 3: Secreção gástrica (Artem Minalyan et al; 2017).

— **Inibidores da secreção gástrica**

Quando o quimo entra no duodeno, os receptores da parede duodenal reagem e desencadeiam o reflexo enterogástrico, que inibe a secreção gástrica. Estes incluem :

— Somatostatina: produzida pelas células D, actua de forma parácrina e inibe a secreção gástrica de todas as substâncias.

— Secretina: actua a nível endócrino, inibindo a secreção gástrica e a motilidade durante a fase gástrica da secreção.

— Prostaglandinas: actuam por uma via parácrina (receptores acoplados a uma proteína G inibidora da adenilato ciclase)

— Peptídeo inibidor gástrico (GIP): produzido mucosa do duodeno, inibe a produção de HCl (efeito menor).

— Péptido intestinal vasoativo (VIP): produzido mucosa do duodeno, inibe a produção de

HCl no estômago.

Todos eles actuam diretamente sobre a célula parietal. Existem três fases que desempenham um papel na secreção gástrica, a saber

— Fase cefálica: desencadeada pelo pensamento, a visão, o cheiro, o sabor e o contacto dos alimentos na boca e no resófago. Isto estimula o nervo vago, libertando acetilcolina, que aumenta a secreção ácida do estômago.

— Fase gástrica: determina a secreção máxima de ácido. É desencadeada pela chegada do bolo alimentar ao estômago, onde há estimulação das células de gastrina, que são o principal mediador. $^{+}$Os iões H também estimulam a secreção de somatostatina, que inibe a secreção de gastrina e histamina, reduzindo a produção de ácido pelas células parietais.

— Fase intestinal: completa a inibição da secreção ácida pela somatostatina gástrica. A chegada do quimo ácido ao duodeno leva à secreção de secretina, somatostatina e GIP (peptídeo inibidor gástrico), que inibem a secreção ácida gástrica por ação endócrina.

2.4. Patologias gástricas

2.4.1. Doença do refluxo gastroesofágico

A doença do refluxo gastro-resofágico (DRGE) é um reflexo fisiológico que induz o refluxo ácido do estômago para o resófago. A DRGE torna-se patológica quando estes refluxos ácidos se tornam demasiado frequentes e significativos, podendo causar lesões, conduzindo à resofagite péptica (Figura 4).

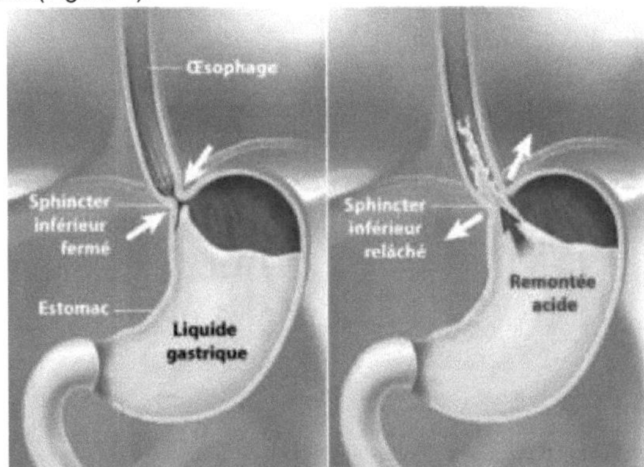

Figura 4. Mecanismo patológico da DRGE (Mohamed A El-Mahdy; 2017).

Os sinais típicos da DRGE são o ardor retroesternal e a regurgitação ácida, que podem estar associados a sinais atípicos (menos específicos) como dor torácica, tosse, asma ou erosões dentárias.

A DRGE é favorecida pelo facto de se estar deitado ou curvado e, sobretudo, pelo excesso de peso. Outros factores que contribuem para a DRGE são o álcool, o tabagismo, a gravidez, a presença de uma hérnia hiatal e certos medicamentos por diferentes mecanismos (ácido ascórbico, alendronato, cloreto de potássio, tetraciclina, etc.).

O diagnóstico é clínico na maioria dos casos, mas são necessários exames complementares em determinadas situações (idade superior a 50 anos, recidiva ou resistência ao tratamento anti-secretor, sinais de alerta como perda de peso ou deterioração do estado geral e disfagia, e em casos de sintomas atípicos). É então efectuada uma fibroscopia resogastroduodenal (FOGD) ou uma pHmetria resofágica.

O tratamento de primeira linha não é médico e baseia-se em regras de higiene e de alimentação, limitando os excessos e as refeições tardias e, se necessário, perdendo peso.

2.4.2. Hérnia de hiato

A hérnia hiatal é definida como a passagem intermitente ou permanente de parte do estômago através do orifício resofágico do diafragma ou do hiato resofágico.

Existem dois tipos de hérnia de hiato:

- Hérnia hiatal causada pelo deslizamento da cárdia para o tórax (85% dos casos)
- Hérnia hiatal de rolamento ou para-resofágica (10% dos casos), quando o estômago desliza ao longo do resófago acima do diafragma, sem alterar a posição da cárdia (figura 5).

As hérnias hiatal mistas (rolante e deslizante) ocorrem em 5% dos casos (Figura 5,6).

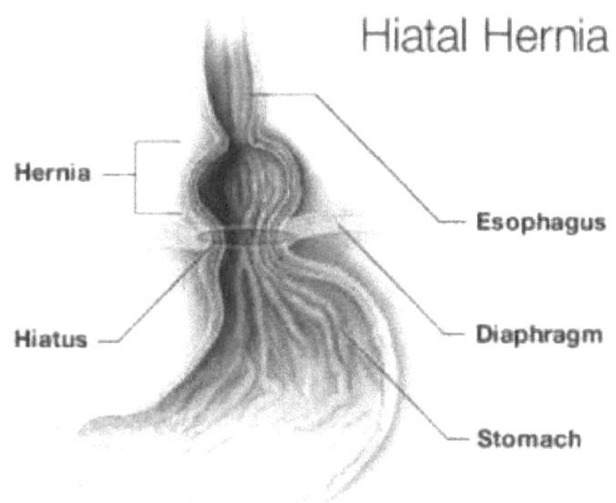

Figura 5. hérnia hiatal (Rishi K et al; 2015).

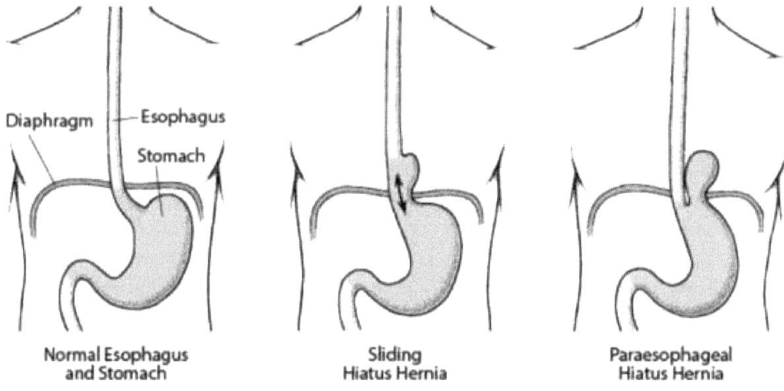

Figura 6. Tipos de hérnia hiatal (Rishi K et al; 2015.

É a lesão mais comum do aparelho digestivo, afectando 20 a 60% da população em França, com um bom prognóstico e raramente complicada. É desencadeada quando os meios de fixação do resófago e do estômago falham. Pode ser assintomática ou causar sinais de DRGE, dispepsia ou disfagia. O tratamento é essencialmente médico, seguido de cirurgia se esta falhar, tendo em conta a relação risco/benefício.

2.4.3. Úlcera péptica

As úlceras podem ocorrer na mucosa gástrica ou duodenal, em áreas de inflamação conhecidas como gastrite, duodenite ou bulbitis. O seu diagnóstico é efectuado por via endoscópica, com base em sinais de vermelhidão, rubor e tumefação da mucosa, associado ao diagnóstico histológico por biopsia (Figura 7).

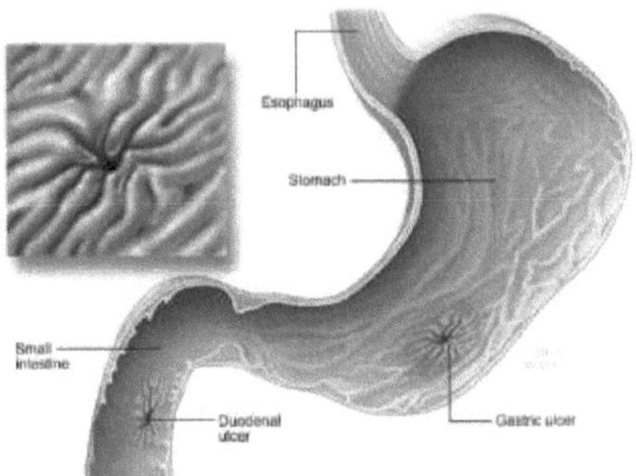

Figura 7. Doença da úlcera péptica (Clínica Mayo; 2022).

A úlcera propriamente dita corresponde a um agravamento destas zonas de inflamação, com uma perda de substância da mucosa pelo menos 0,5 cm de diâmetro, atingindo a muscularis mucosae. Estas lesões ocorrem em dois terços dos casos no estômago, mas também podem ocorrer em todo o trato digestivo.

Os sintomas clínicos incluem tipicamente episódios recorrentes de dor na cavidade epigástrica, que podem também estar associados a náuseas, vómitos e queimadura retroesternal. Quando a úlcera é complicada por perfuração ou hemorragia, está associada a dor abdominal aguda, hematémese ou melena, anemia e até choque hipovolémico.

A prevalência mundial da gastrite está intimamente ligada à da Helicobacter pylori (HP). A sua colonização é quase sistematicamente acompanhada de gastrite crónica, que só regride 6 a 24 meses após a erradicação da bactéria, e está presente na grande maioria dos casos quando descobre uma úlcera (85 a 95%). No entanto, a maior parte destes doentes não desenvolverá uma úlcera e o transporte da bactéria permanecerá assintomático: 5 a 15% dos indivíduos infectados com H. pylori desenvolverão uma úlcera, ou seja, 3 a 8 vezes mais do que nos doentes H. pylori negativos.

A H. pylori e os AINEs são, por si só, responsáveis por 85-90% das úlceras.

2.4.4. Esófago de Barrett ou endobraquiesófago

O endobraquirresófago (EBO), também conhecido como resófago de Barrett, é uma metaplasia da mucosa do resófago. Normalmente, a mucosa é do tipo epidermólise e cobre todo o resófago. É depois substituída distalmente por uma mucosa glandular de tipo intestinal na sequência de um processo de reparação. Este processo é induzido pelas lesões inflamatórias provocadas pela DRGE (Figura 8).

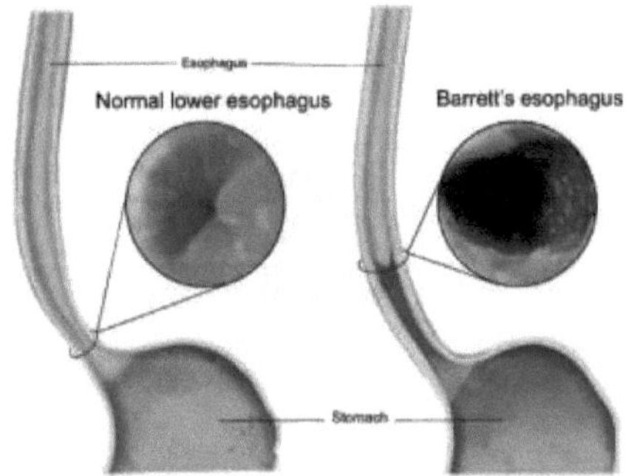

Figura 8. Esófago de BARRETT (Spechler SJ et al; 2014).

Esta transformação não é trivial, podendo evoluir para displasia de alto grau e depois para adenocarcinoma, com uma probabilidade estimada entre 0,2 e 2% em doentes com EFC. O EFC está classicamente associado à hérnia hiatal e está presente em 5-15% dos doentes com DRGE sintomática, indicando a necessidade de um exame endoscópico. Pode também surgir em doentes sem sinais de refluxo. Só é diagnosticada por endoscopia, que não é efectuada por rotina, razão pela qual a prevalência da EFC não é conhecida com exatidão.
Os factores de risco identificados são o refluxo crónico e de longa duração, o tabagismo, a idade, a obesidade androide e o sexo (predominantemente homens de meia-idade).

2.4.5. Síndrome de ZOLLINGER-ELLISON

A síndrome de Zollinger-Ellison (ZES) desenvolve-se após o aparecimento de um gastrinoma. Este é um tumor endócrino que provoca um aumento da secreção de gastrina, resultando numa hipersecreção de ácido gástrico. Os gastrinomas encontram-se geralmente no duodeno, no pâncreas ou nos gânglios linfáticos abdominais e são diagnosticados por imagiologia.
Este fenómeno muito raro conduz a uma doença péptica grave sob a forma de múltiplas úlceras graves ou de resofagite. A incidência é baixa: 1-2/1.000.000 na população em geral.
A SZE é diagnosticada quando a gastrinemia em jejum é superior a 10 vezes o normal, associada a um pH gástrico inferior a 2. O tratamento é sintomático com IBP e curativo o mais rapidamente possível com a remoção cirúrgica do gastrinoma.

3. Classificação

Os medicamentos para o aparelho digestivo são classificados de acordo com os mecanismos de ação abaixo indicados:

> Neutralização do ácido gástrico (antiácidos)

- Sistémico (absorvível) : NaHCO3 e citrato de sódio.
- Não sistémicos (não absorvíveis): $Mg(OH)_2$, $CaCO_3$, gel de hidróxido de alumínio.

> Redução da secreção de ácido gástrico (anti-secretor)

- da bomba de protões: Omeprazol, Lansoprazol e Pantoprazol.
- Análogos das prostaglandinas: Misoprostol.
- Anti-histamínicos H2: Cimetidina, Ranitidina e Famotidina.
- Anticolinérgicos: Pirenzepina, Propantelina e Oxifenónio.

> **Protectores de úlceras (tópicos gástricos)** : Sucralfato, subcitrato de bismuto coloidal (CBS).

4. Antiácidos

Os antiácidos são utilizados há séculos no tratamento de doentes que sofrem de dispepsia e de perturbações relacionadas com a acidez. Constituíram a base do tratamento das perturbações relacionadas com a acidez até ao aparecimento dos antagonistas dos receptores H2 e dos inibidores da bomba de protões.

Os antiácidos actuam diretamente no lúmen gástrico, neutralizando o ácido clorídrico segregado pelas células parietais. São definidos como antiácidos de contacto e permitem modular o PH gástrico, aumentando-o.

As formas mais comuns são o hidróxido de alumínio e o hidróxido de magnésio. Outras formulações incluem bicarbonatos, fosfatos ou silicatos. A diferença de composição confere aos antiácidos diferentes capacidades de neutralização (quadro I).

Tabela I. Principais antiácidos.

Molécula DCI	Denominação comercial e forma farmacêutica	Estrutura química e nome científico
Bicarbonate de sodium	***Alka-Seltzer®*** (325 mg par comprimé)	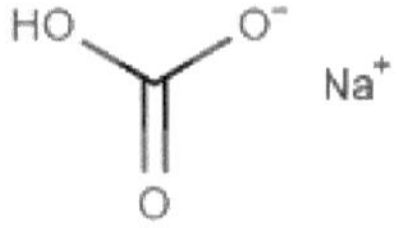 HO, O^-, O, Na^+
Carbonate de calcium	***TUMS®*** (500 mg par comprimé)	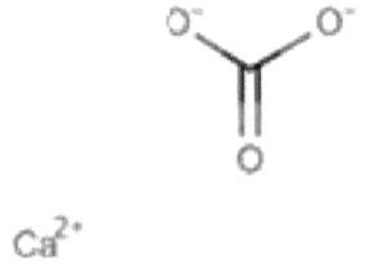 O^-, O^-, O, Ca^{2+}

Tabela I. Principais antiácidos (continuação).

Molécula DCI	Denominação comercial e forma farmacêutica	Estrutura química e nome científico
Carbonate de magnésium	***Phillips' Milk of Magnesia®*** (400 mg par comprimé)	Mg^{2+} CO_3^{2-}
Hydroxyde de magnésium	***AZYM®*** (400 mg par comprimé)	HO–Mg–OH
Hydroxyde d'aluminium	***GASTRALUGEL®*** (500 mg par comprimé)	Al^{3+} OH^- OH^- OH^-
Phosphate d'aluminium	***PHOSPHALUGEL®*** Suspension buvable	Al^{3+} PO_4^{3-}

Os antiácidos desenvolvidos a partir dos hidróxidos e carbonatos de metais dos grupos II e III e dos bicarbonatos de metais alcalinos. Todos os antiácidos contêm pelo menos um dos seguintes metais: alumínio, cálcio, magnésio, sódio, potássio ou bismuto.

4.1. Antiácidos absorvíveis

São solúveis, facilmente absorvidos e capazes de produzir anomalias electrolíticas sistémicas. As suas propriedades são as seguintes:

— Absorvido na circulação sistémica ;

— Possuem um grupo catiónico que não forma compostos básicos insolúveis com um ião bicarbonato (HCO_3), pelo que o HCO_3^- pode ser absorvido;

— Fenómeno de ricochete: trata-se de uma resposta fisiológica à alcalinização do ambiente, que ativa a secreção de ácido clorídrico (HCl). É desencadeado pela estimulação da produção de gastrina e pelo efeito direto do cálcio sobre as células parietais da mucosa do estômago. Muitos medicamentos deste grupo contribuem para a distensão mecânica da parede do estômago, o que, por si só, é um potente estimulante do ácido;

— Efeitos de curta duração: os efeitos de curta duração aumentam os intervalos entre as doses, o que aumenta o risco de complicações;

— Altera o equilíbrio ácido-base a favor da alcalose metabólica;

— Redução do esvaziamento gástrico e intestinal (obstipação) ;

— Efeitos adversos em mulheres grávidas e idosos.

4.2. Antiácidos não absorvíveis

Ajudam a evitar as complicações acima referidas. As propriedades incluem:

- Compostos que não são absorvidos pela circulação sistémica.
- +O seu grupo aniónico neutraliza os iões de hidrogénio (H) do ácido gástrico. Isto liberta o seu grupo catiónico, que se combina com o HCO_3^- do pâncreas para formar um composto

básico insolúvel que é excretado nas fezes;

- Estes agentes não produzem alcalose metabólica;
- Acumulação de cálcio (Ca^{2+}), magnésio ($Mg^{(2+)}$) e alumínio (Al^{2+}). Perigoso em caso de insuficiência renal, uma vez que os compostos de alumínio estão contra-indicados em caso de insuficiência renal.
- Encefalopatia e artropatia Ocorre durante a administração crónica de compostos principalmente à base de bismuto (Bi^{3+}).
- Nefrolitíase: ocorre com compostos que contêm silício.

4.3. Estudo do chumbo: Bicarbonato de sódio NaHCO3

4.3.1. Síntese química

O bicarbonato de sódio é sintetizado através do processo Solvay. O processo Solvay envolve a reação de cloreto de sódio, amoníaco e dióxido de carbono em água.

$$NaCl + H_2O + CO_2 + NH_3 \quad NH_4Cl + NaHCO_3$$

O dióxido de carbono necessário para a reação é produzido pelo aquecimento ("calcinação") do calcário a 950-1100°C, e o óxido de cálcio produzido é utilizado para recuperar o amoníaco do cloreto de amónio.

4.3.2. Controlo de qualidade

1. Propriedades físico-químicas

O bicarbonato de sódio é um pó branco ou quase branco, ligeiramente granular e higroscópico. É facilmente solúvel em água e praticamente insolúvel em etanol a 96%.

2. Identificação

Dissolver 1 g de carbonato de sódio em água R e completar o volume até 10 ml com o mesmo solvente. A solução é fortemente alcalina

— A solução preparada na identificação dá origem à reação de carbonato.

— A solução preparada na identificação dá a reação de sódio.

3. Teste

- Verificar a perda por secagem de cloretos e sulfatos.

4. Dosagem

Titulação potenciométrica com ácido clorídrico.

4.5. Mecanismo de ação

Os antiácidos são bases fracas que reagem com o ácido clorídrico gástrico para formar um sal e água.

No entanto, a capacidade de neutralização dos ácidos das diferentes formulações de antiácidos é muito variável, em função da velocidade de dissolução (comprimido ou líquido), da solubilidade em água, da velocidade de reação com o ácido e da velocidade de esvaziamento do estômago.

> O bicarbonato de sódio (bicarbonato de sódio, *ALKA SELTZER®*) reage rapidamente com o ácido clorídrico (HCl) para produzir dióxido de carbono e cloreto de sódio. A formação de de carbono provoca distensão gástrica e emissões gasosas. O alcalino não reagido é facilmente absorvido e pode causar alcalose metabólica quando administrado em doses elevadas ou a doentes com insuficiência renal.

> O carbonato de cálcio é menos solúvel e reage mais lentamente do que o bicarbonato de sódio com o HCl para formar dióxido de carbono e cloreto de cálcio ($CaCl_2$). Tal como o bicarbonato de sódio, o carbonato de cálcio pode provocar cólicas ou alcalose metabólica.

> As preparações que contêm hidróxido de magnésio ou de alumínio reagem lentamente com HCl para formar cloreto de magnésio ou de alumínio e água. Como não é produzido

qualquer gás, não há eructação. A alcalose metabólica também é rara devido à eficácia da reação de neutralização.

> ®®®Uma vez que de magnésio não absorvidos podem causar diarreia osmótica e de alumínio obstipação, estes agentes são normalmente administrados em conjunto em formulações patenteadas (por exemplo, *GELUSIL* , *MAALOX* , *MYLANTA*) para minimizar o impacto na função intestinal.

4.6. Indicações

- Sintomas de azia na DRGE ;
- Úlceras duodenais e gástricas ;
- Gastrite de stress ;
- Insuficiência pancreática ;
- Dispepsia não ulcerosa ;
- Diarreia causada por ácidos ácidos biliares ;
- Refluxo biliar ;
- Prisão de ventre ;
- Osteoporose ;
- Alcalinização urinária ;
- Ligação de fosfato na insuficiência renal crónica insuficiência renal crónica.

4.7. Efeitos indesejáveis

Os efeitos adversos são maiores nos bebés e nos idosos. A utilização crónica de antiácidos nesta população não é recomendada por razões de segurança.

- **Hidróxido de alumínio**

A utilização de alumínio está associada a um risco acrescido de toxicidade em pessoas de insuficiência renal e em bebés. Esta situação manifesta-se por :

- Osteopenia ;
- Anemia microcítica ;
- Neurotoxicidade ;
- Osteomalácia ;
- Prisão de ventre ;
- Impactação fecal ;
- Náuseas ;
- Vómitos ;
- Cólicas abdominais ;
- Hipomagnesemia ;
- Hipofosfatemia.

> Carbonato de cálcio

As reacções adversas frequentemente observadas com este grupo antiácidos são as seguintes

- Dor abdominal ;
- Anorexia ;
- Prisão de ventre ;
- Repercussão ácida ;
- Náuseas ;
- Vómitos ;
- Flatulência ;
- Xerostomia ;
- Dores de cabeça ;
- Hipercalcémia ;
- Hipofosfatemia.

5. Inibidores da bomba de protões

Os inibidores da bomba de protões (IBP) são uma classe terapêutica que revolucionou o tratamento das perturbações do trato digestivo relacionadas com o ácido gástrico.
Os IBP pertencem a um grupo de moléculas cuja ação visa a bomba de protões nas células parietais gástricas.

5.5. História da descoberta

[++]Em 1973, uma série de estudos dirigidos por G. *Sachs* demonstrou a presença de um transportador membranar capaz de transportar um ião H utilizando um ião K como contra-ião, e cujo funcionamento se baseia essencialmente num mecanismo de fosforilação. [++]Os resultados destes estudos conduziram à designação deste transportador como bomba H /K ATPase, mais conhecida por bomba de protões, que representa mais de 85% das proteínas de membrana das células parietais e está localizada exclusivamente no trato gástrico. No final dos anos 70, as investigações sobre o potencial antiviral da PIRIDILTIOACETAMIDA revelaram o carácter anti-secretor deste composto. [+] [+]O TIMOPRAZOL, um piridilmetilsulfóxido de benzimidazol com uma estrutura semelhante, foi testado na bomba H /K ATPase, confirmando as propriedades anti-secretoras dos sulfóxidos.

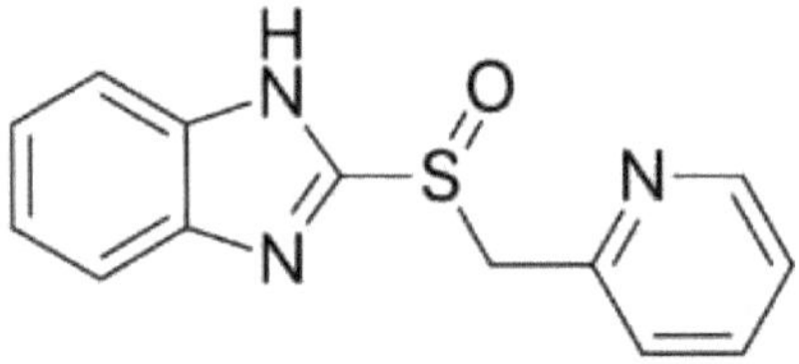

Figura 9: estrutura do Timoprazol.

A investigação centrou-se então em estudos de otimização por substituição e adição de adicais aos anéis do benzimidazol e da piridina, a fim obter constantes de ionização ajustadas a um pH inferior a 4, específicas do meio gástrico. Assimem 1989, o OMEPRAZOL tornou-se o primeiro inibidor específico da bomba de protões no mercado e o líder de uma nova classe terapêutica. Seguiram-se, por ordem cronológica, o LANSOPRAZOL em 1990, o PANTOPRAZOL em 1995, o RABEPRAZOL em 1998 e, finalmente, o ESOMEPRAZOL em 2000 (quadro II).

Tabela II. Principais inibidores da bomba de protões.

Molécula DCI	Denominação comercial e forma farmacêutica	Estrutura química e nome científico
Oméprazole	***PRILOSEC ® MOPRAL®*** Gélule à 10 et 20 mg	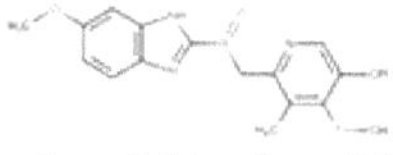 methoxy-2-[(4-methoxy-3,5-dimethylpyridin-2-yl)methyl sulfinyl]-1H-benzimidazole
Lansoprazole	***PREVACID®*** Comprimé à 15 mg	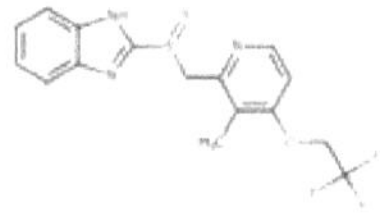 2-[[[3-methyl-4-(2,2,2-tri fluoroethoxy)-2-pyridinyl] methyl]sulfinyl]-1H-benz imidazole
Pantoprazole	***PROTONIX®*** Comprimé à 40 mg	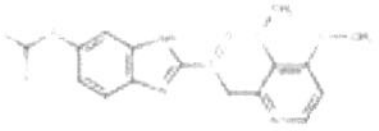 5-(difluoromethoxy)-2-[(3,4-dimethoxypyridin-2-yl)me thylsulfinyl]-1H-benzimi dazole
Rabéprazole	***PARIET®*** Comprimé à 20 mg	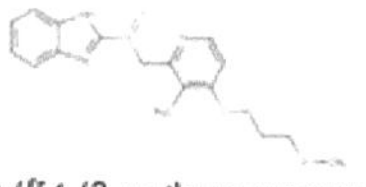 2-({[4-(3-methoxypropoxy)-3-methylpyridin-2-yl]methy l}sulfinyl)-1H-benzimidazole
Ésoméprazole	***NEXIUM®*** Comprimé à 20mg et 40 mg	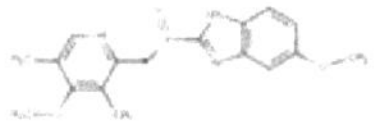 (S)-5-Methoxy-2-[[(4-me thoxy-3,5-dimethyl-2-py ridinyl)methyl]sulfinyl]-1H-benzimidazole

5.6. Estudo principal

Omeprazol: *MOPRAL®*

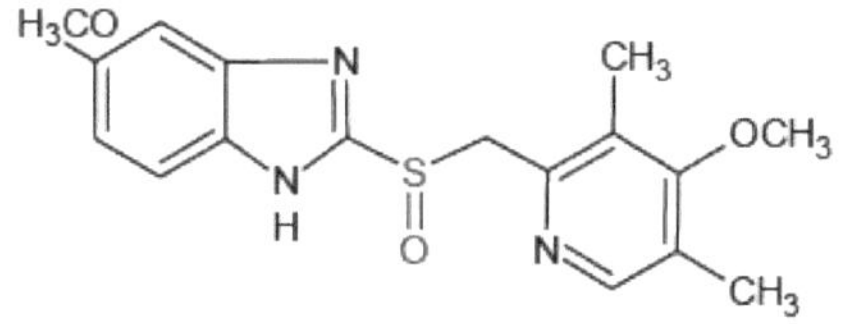

Figura 10. Estrutura do omeprazol.

Originalmente aprovado pela FDA em 1989, o omeprazol é um inibidor da bomba de protões utilizado para tratar perturbações associadas à acidez gástrica. Estas perturbações podem incluir a doença do refluxo gastro-resofágico (DRGE), a úlcera péptica e outras condições caracterizadas por uma secreção excessiva de ácido gástrico.

Foi o primeiro medicamento clinicamente útil da sua classe, e a sua aprovação foi seguida pela formulação de muitos outros medicamentos inibidores da bomba de protões. O omeprazol é geralmente eficaz e bem tolerado, o que o torna popular para utilização tanto em crianças como em adultos.

5.6.1. Síntese química

O omeprazol é sintetizado por uma reação de ciclização entre o 4-metoxibenzeno -1,2-diamina e o O-etilcarbonoditioato de potássio, na presença de dissulfureto de carbono e etanoato de potássio, para formar o 5-metoxi-1H-1,3-benzimidazole -2-tiolato, este último sofre uma reação de substituição nucleofílica com 1-(clorometil)-3-metoxi-2,4-dimetilbenzeno, com libertação de cloreto de potássio, para produzir 5-metoxi-2-{[(3-metoxi-2,4- dimetilfenil) metil]sulfanil}-1H-1,3-benzimidazol, que é oxidado pelo ácido m-cloroperbenzóico para omeprazol.

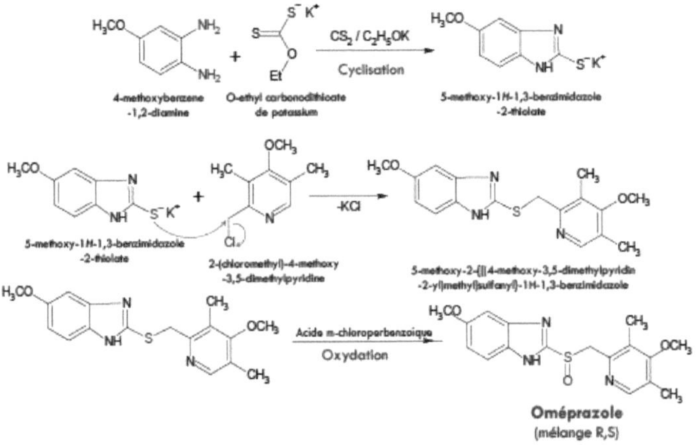

Figura 11. Síntese química do Omeprazol.

1. **Propriedades físico-químicas**

O omeprazol é um pó higroscópico branco ou quase branco. É muito pouco solúvel em água, bastante solúvel em metanol e praticamente insolúvel em heptano.

2. **Identificação**

- Ângulo ótico de rotação: - 0,1 0°a + 0,1 0°.
- Espectrofotometria de absorção no infravermelho
- Espectrometria de absorção atómica

3. **Teste**

- Ensaio de substâncias relacionadas por cromatografia líquida.
- Teste de perda por secagem, metais pesados e cinzas sulfúricas.

4. Dosagem

Cromatografia líquida.

5.7. Relação com a estrutura empresarial

Todos os inibidores da bomba de protões gástrica atualmente disponíveis mantêm as mesmas caraterísticas químicas fundamentais presentes no omeprazol, o que indica que os requisitos estruturais para conseguir uma inibição irreversível da enzima ATPase gástrica estão definidos com precisão.

As três principais caraterísticas estruturais do omeprazol (ou seja, o anel piridina substituído, o benzimidazol substituído e o grupo de ligação metilsulfinilo, através do qual estes dois sistemas de anéis estão ligados um ao outro) são essenciais para gerar a forma ativa a partir do seu precursor pró-fármaco inativo ou para se ligar irreversivelmente à enzima H+/K+ ATPase.

Embora muitos compostos não possuam substituintes no anel benzimidazol, a presença de grupos doadores de electrões na posição 5, como o metoxi (omeprazol) e o difluorometoxi (pantoprazol), também ajudou alcançar um equilíbrio ótimo entre a estabilidade química e a reatividade. Por outro lado, a presença de substituintes retiradores de electrões nesta posição, como o nitro, o metilsulfinilo e o trifluorometilo, aumenta a basicidade do anel benzimidmole, de tal modo que o comportamento destes compostos é dominado pela ativação a pH neutro, resultando em compostos com baixa estabilidade química e valor prático limitado.

Por outro lado, o aumento da natureza nucleofílica do anel piridínico, através da incorporação de substituintes doadores de electrões, melhora taxa de ataque à posição C-2 do grupo benzimidazol, promovendo assim o rearranjo catalisado por ácido para a espécie ativa. Esta caraterística eletrónica está presente no omeprazol (3,5-dimetil-4-metoxi) e no pantoprazol (2,3- dimetoxi), está associada a um maior carácter lipofílico em compostos substituídos por 4-fluoroalquilo de benzimidazol, como o lansoprazol (2,2,2- trifluoroetiloxi).

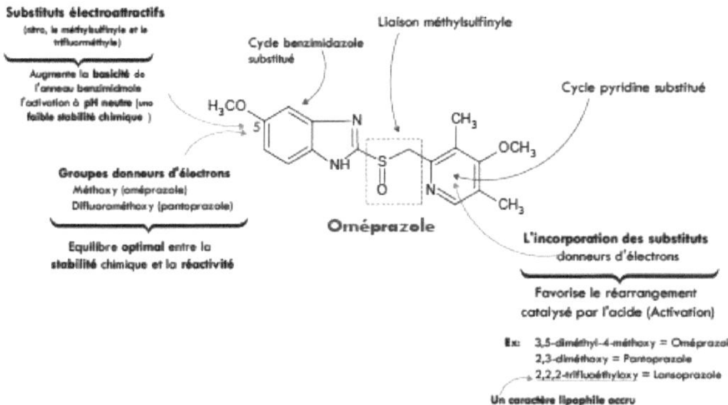

Figura 12. Relação estrutura-atividade do omeprazol.

O substituinte 3-metoxipropoxi no grupo piridilo do rabeprazol é um dador de electrões particularmente forte, mas o aumento da reatividade resultante neste caso é atenuado pela formulação como sal de sódio aumentar a estabilidade química.

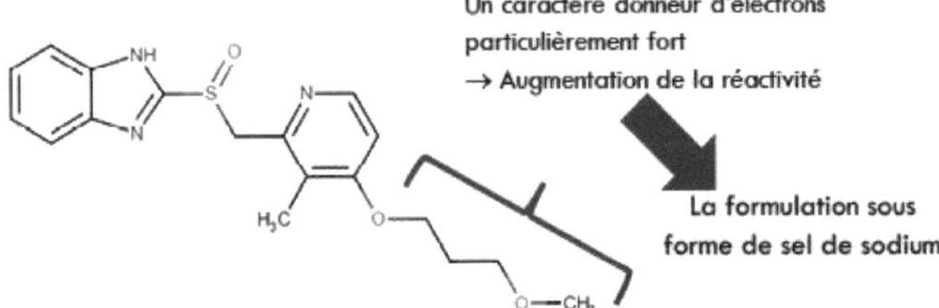

Figura 13. Estrutura do Rabeprazol.

5.8. Mecanismo de ação

Uma melhor compreensão do mecanismo de ação dos inibidores da bomba de protões exige um conhecimento mais aprofundado da estrutura do alvo.

A bomba de protões está localizada na membrana dos canalículos secretores da célula parietal. A sua estrutura compreende duas subunidades, α e β. A subunidade a representa a estrutura ativa, desempenhando funções enzimáticas e de transporte transmembranar de iões. A subunidade β desempenha um papel estrutural, mantendo a estrutura e dobrando a subunidade a.

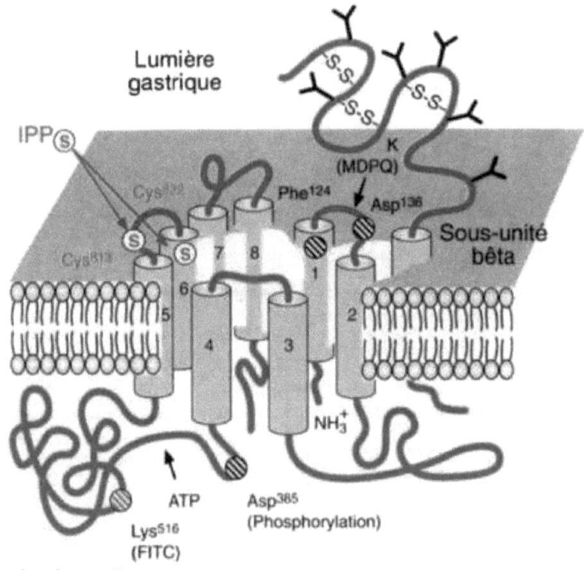

Figura 14. Bomba de protões.

Todos os inibidores da bomba de protões actuam inibindo a secreção de ácido gástrico através do bloqueio da atividade enzimática dos trifosfatos de adenosina, que fornecem a energia necessária para a passagem transmembranar dos iões.

O seu mecanismo de ação divide-se em três fases principais:

> Acumulação

Os inibidores da bomba de protões são pró-fármacos. Quando administrados por via oral, os inibidores da bomba de protões são absorvidos a partir do intestino e entram na corrente sanguínea. Difundem-se por transporte sanguíneo e encontram-se na forma inativa no citoplasma da célula parietal.

A estrutura química e o estado eletricamente neutro conferem a estes pró-fármacos um estatuto muito lipofílico e de base fraca, o que facilita a sua passagem através da membrana ductal. Os inibidores da bomba de protões acumulam-se então sob a forma inativa no espaço canalicular ácido.

> Ativação

Graças ao pH ácido do espaço canalicular, o grupo sulfóxido é reduzido a sulfonamida, que é a forma ativa do medicamento responsável pela sua ação inibidora. O anel sulfonamida possui um enxofre reativo que forma uma ligação covalente irreversível com o grupo tiol das cisteínas amino terminais livres da subunidade a.

Esta etapa de protonação desempenha um papel fundamental no mecanismo de ação específico dos inibidores da bomba de protões. A protonação só é possível no canalículo da célula parietal, uma vez que este é o único compartimento biológico onde o pH é suficientemente baixo para acumulação e a ativação da forma inativa do fármaco.

> Inibição

A inibição da bomba de protões resulta de uma ligação covalente irreversível formada na superfície luminal da célula parietal, entre a função sulfamida de um IBP e o grupo tiol da cisteína 813 da subunidade a, a zona de transporte de iões H+.

A inibição resultante é total e dura cerca de 24 horas. Esta duração depende, de facto, do tempo necessário para a síntese fisiológica uma nova bomba de protões, que é da ordem das 18 a 24 horas.

5.9. Indicações

— Tratamento curativo e preventivo de úlceras gástricas ou duodenais activas, em combinação com terapia antibiótica como parte da erradicação da Helicobacter pylori.

— Tratamento curativo e preventivo da resofagite erosiva após refluxo gastrorresofágico.

— Tratamento sintomático da doença do refluxo gastro-resofágico.

— Tratamento curativo e preventivo das úlceras gástricas ou duodenais induzidas por anti-inflamatórios não esteróides, nomeadamente nos doentes de risco.

— Tratamento da síndrome de Zollinger-Ellison.

5.10. Efeitos indesejáveis

De um modo geral, estes medicamentos não têm efeitos adversos importantes ou recorrentes, mas provocam alguns sintomas que são geralmente transitórios, nomeadamente no início do tratamento, e reversíveis quando o tratamento é interrompido.

Os efeitos secundários mais frequentes são gastrointestinais, com casos de náuseas ou vómitos, flatulência, obstipação, dor abdominal e diarreia.

6. Análogos de prostaglandinas

As prostaglandinas têm um efeito anti-secretor do ácido gástrico. Para além de inibirem a atividade da adenilil ciclase nas células parietais, o que leva a uma redução da secreção de ácido gástrico, as prostaglandinas estimulam a secreção de muco e de bicarbonato nas células superficiais adjacentes.

No entanto, a PGE1 apresenta uma série inconvenientes que têm impedido a sua utilização como tratamento terapêutico da úlcera péptica. Os principais problemas são a falta atividade oral, a curta duração da ação e uma variedade de efeitos adversos.
A única prostaglandina oral disponível nos Estados Unidos é o misoprostol. O éster oral do ácido carboxílico é hidrolisado num ácido carboxílico farmacologicamente ativo. Trata-se de um análogo sintético da prostaglandina E1, no qual são feitas modificações estruturais para evitar a rápida conversão metabólica em produtos inactivos (Quadro III).

Tabela III. Principais análogos das prostaglandinas.

Molécula ICD	Denominação comercial e forma farmacêutico	Estrutura química e nome científico
Misoprostol	***CYTOTEC ®*** Comprimé à100 ug et 200 ug	(11α,13E)-(+)-11α,16-Dihydroxy -16-methyl-9-oxo-prost-13-en-1-oic acid methyl ester

6.1. Estudo principal

Misoprostol: *CYTOTEC* ®

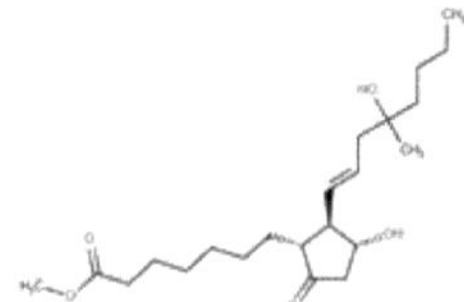

Figura 14. Estrutura do Misoprostol.

O misoprostol é um análogo da prostaglandina utilizado para reduzir o risco úlceras relacionadas com os AINE.

A estimulação dos receptores de prostaglandinas no estômago reduz a secreção de ácido gástrico, enquanto a estimulação destes receptores no útero e no colo do útero pode aumentar a força e a frequência das contracções e reduzir o tónus cervical.

6.1.1 Síntese química

O misoprostol pode ser sintetizado por uma reação denominada acoplamento cuprato, utilizando um reagente organocuprato e um derivado de ciclopentenoheptanoato.

Figura 15. Síntese química do Misoprostol.

6.1.2. Controlo de qualidade

1. Propriedades físico-químicas

O misoprostol é um líquido oleoso, límpido, incolor ou amarelado, higroscópico. É praticamente insolúvel em água, solúvel em etanol a 96% e razoavelmente solúvel em acetonitrilo.

2. Identificação

Espectrofotometria de absorção no infravermelho

3. Teste

- Ensaio de substâncias relacionadas por cromatografia líquida.
- Teste de perda por secagem, metais pesados e cinzas sulfúricas.

4. Dosagem

Cromatografia líquida.

6.2. Mecanismo de ação

A estimulação dos receptores de prostaglandinas no estômago reduz a secreção de ácido gástrico, enquanto a estimulação destes receptores no útero e no colo do útero pode aumentar a força e a frequência das contracções e reduzir o tónus cervical.

A ativação do recetor EP3 foi proposta como o recetor responsável pelos efeitos anti-secretores e citoprotectores, bem como pelas contracções uterinas, enquanto o recetor EP foi postulado como o recetor responsável pela diarreia. O misoprostol actua como um pró-fármaco cujo éster a-metil deve ser hidrolisado até ao ácido livre pela atividade da esterase. O pró-fármaco é seletivo para o recetor EP3 (figura 16).

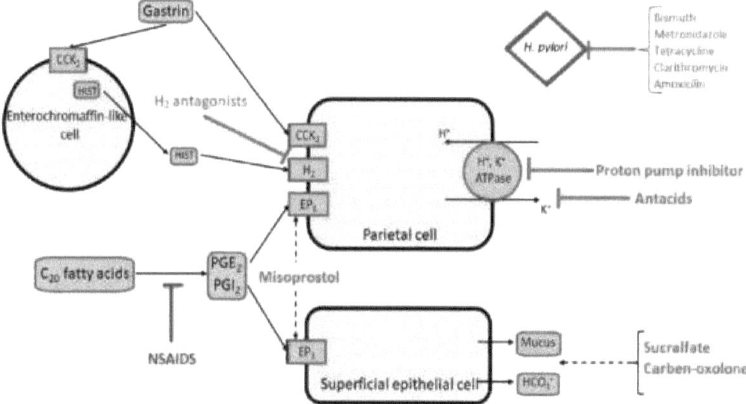

Figura 16. Mecanismo de ação do Misoprostol.

6.3. Indicações

O misoprostol é indicado sob a forma de comprimidos para reduzir o risco úlceras gástricas induzidas por AINE, mas não de úlceras duodenais em doentes de alto risco.

O misoprostol é também formulado em associação com o diclofenac para tratar os sintomas da osteoartrite ou da artrite reumatoide em doentes com elevado risco úlceras gástricas. O misoprostol é utilizado fora da indicação para o tratamento do aborto espontâneo e para a prevenção da hemorragia pós-parto.

6.4. Efeitos indesejáveis

Os efeitos secundários mais frequentes são dores abdominais, náuseas, flatulência, dores de cabeça, dispepsia, vómitos e obstipação.

7. Anti-histamínicos H2

Os antagonistas/bloqueadores selectivos dos receptores de histamina de tipo 2 (bloqueadores H2) são amplamente utilizados no tratamento de doenças relacionadas com a acidez, incluindo úlceras duodenais e gástricas, doença do refluxo gastro-resofágico e azia comum.

A histamina ou 4(5-)(2-aminoetil) imidazol é uma amina biogénica sintetizada a partir da L-histidina exclusivamente pela L-histidina descarboxilase.

Figura 17. Biossíntese da histamina.

O efeito da histamina é regulado por quatro tipos de receptores: H1, H2, H3 e H4. Os receptores de histamina são receptores acoplados à proteína G, que são proteínas com 7 câmaras transmembranares.

Os quatro subtipos de receptores de histamina diferem na sua expressão, localização, estrutura primária, processos precisos de transdução de sinal e função fisiológica.

O recetor H2 é um recetor acoplado à proteína Gs; quando o recetor é estimulado pela ativação uma adenilato ciclase, a concentração intracelular AMP cíclico aumenta. O AMP cíclico ativa a bomba de hidrogénio-potássio, provocando a secreção de iões de hidrogénio.

Os fármacos ação farmacológica consiste principalmente em antagonizar a ação da histamina nos seus receptores H2 são utilizados terapeuticamente no tratamento das perturbações ácido-pépticas, incluindo a azia, a doença do refluxo gastro-resofágico, a resofagite erosiva, as úlceras gástricas e duodenais e as doenças patológicas hipersecretoras de ácido gástrico, como a síndrome de Zollinger-Ellison (quadro IV).

Quadro IV: Principais moléculas de anti-histamínicos H2.

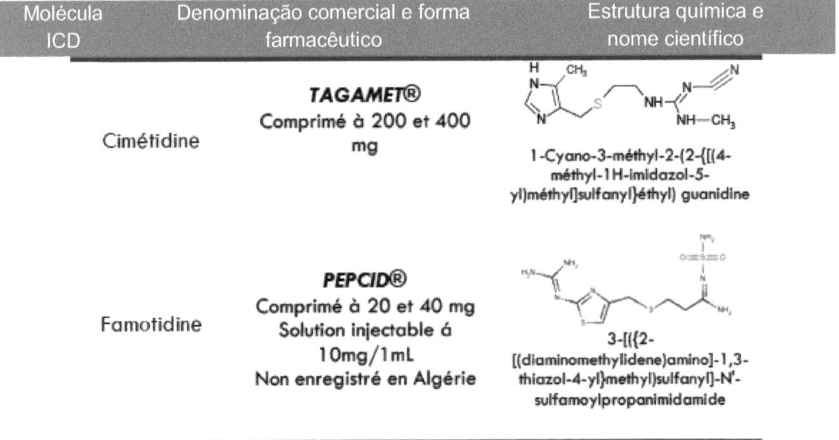

Molécula ICD	Denominação comercial e forma farmacêutico	Estrutura química e nome científico
Cimétidine	***TAGAMET®*** **Comprimé à 200 et 400 mg**	**1-Cyano-3-méthyl-2-(2-{[(4-méthyl-1H-imidazol-5-yl)méthyl]sulfanyl}éthyl) guanidine**
Famotidine	***PEPCID®*** **Comprimé à 20 et 40 mg Solution injectable á 10mg/1mL Non enregistré en Algérie**	**3-[({2-[(diaminomethylidene)amino]-1,3-thiazol-4-yl}methyl)sulfanyl]-N'-sulfamoylpropanimidamide**

Quadro IV: Principais moléculas de anti-histamínicos H2 (continuação).

Molécula ICD	Denominação comercial e forma farmacêutico	Estrutura química e nome científico

Nizatidine	**AXID®** Gélule á 150 mg **Arrêt de commercialisation**	N-{2-[({2-[(Diméthylamino)méthyl]-1,3-thiazol-4-yl}méthyl) sulfanyl]éthyl}-N'-méthyl-2-nitro-1,1-éthènediamine
Ranitidine	**ZANTAC®** Gélule á 150 et 300 mg Solution injectable á 50mg/2mL **Arrêt de commercialisation**	N-{2-[({5-[(Diméthylamino)méthyl]-2-furyl}méthyl) sulfanyl]éthyl}-N'-méthyl-2-nitro-1,1-éthènediamine
Roxatidine	**ROXANE®** Gélule á 75mg Non enregistré en Algérie	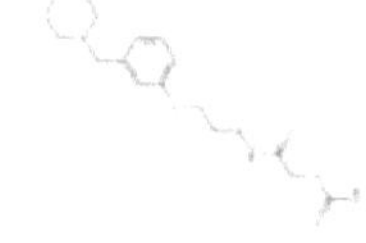 [(3-{3-[(piperidin-1-yl)methyl]phenoxy} propyl)carbamoyl] methyl acetate

7.1. Estudo principal

TAGAMET® cimetidina

Figura 18. Estrutura química da cimetidina.

7.1.1. Síntese química

Pode resumir-se da seguinte forma:

1- A reação de éter 2-cloroacetoacético com dois moles de formamida dá 4-carbetoxi-5-metilimidazol.

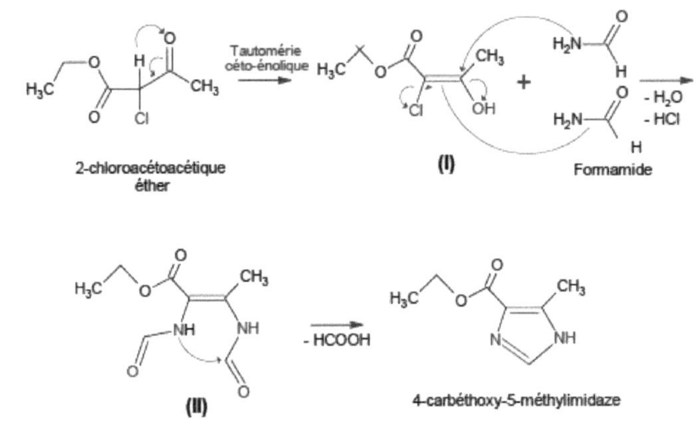

2-chloroacétoacétique éther

Tautomérie céto-énolique

(I)

Formamide

$-H_2O$

$-HCl$

(II)

$-HCOOH$

4-carbéthoxy-5-méthylimidaze

Figura 19. Síntese química da cimetidina.

2- A redução deste produto com sódio em amoníaco líquido dá 4-hidroximetil-5-metilimidazol.

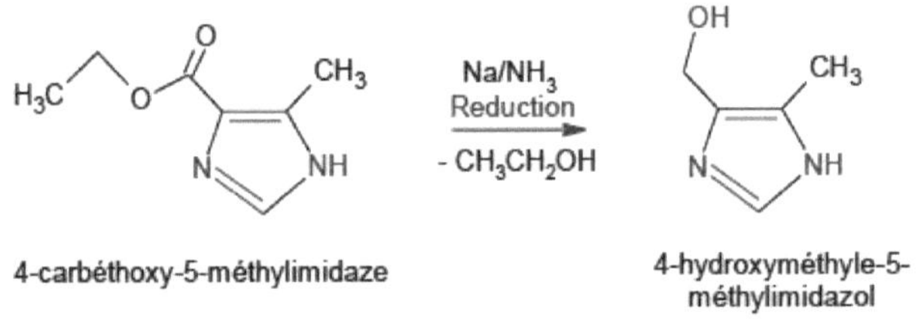

Na/NH_3 Reduction

$-CH_3CH_2OH$

4-carbéthoxy-5-méthylimidaze

4-hydroxyméthyle-5-méthylimidazol

Figura 20: Síntese química da cimetidina (continuação).

O cloridrato de álcool obtido reage com cloridrato de 2-mercaptoetilamina para produzir o dicloridrato de 4-(2-aminometil)-tiometil-5-metilimidazol.

3-

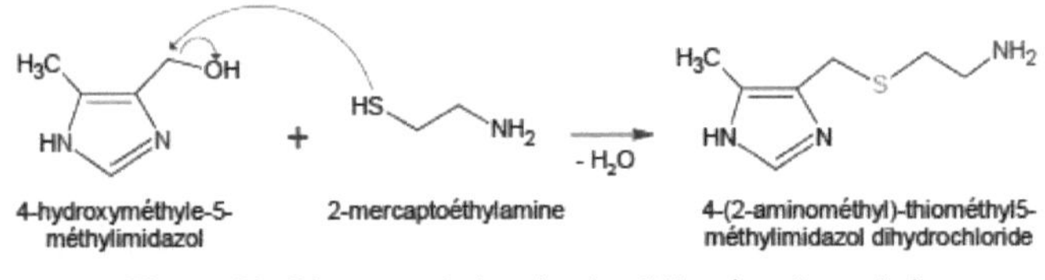

4-hydroxyméthyle-5-méthylimidazol

2-mercaptoéthylamine

$-H_2O$

4-(2-aminométhyl)-thiométhyl5-méthylimidazol dihydrochloride

Figura 21. Síntese química da cimetidina (continuação).

4- O dicloridrato de 4-(2-aminometil)-tiometil-5-metilimidazol reage com o N-cianimido-S,Sdimetilditiocarbonato para dar um derivado de tioureia, que é convertido em cimetidina por reação com metilamina.

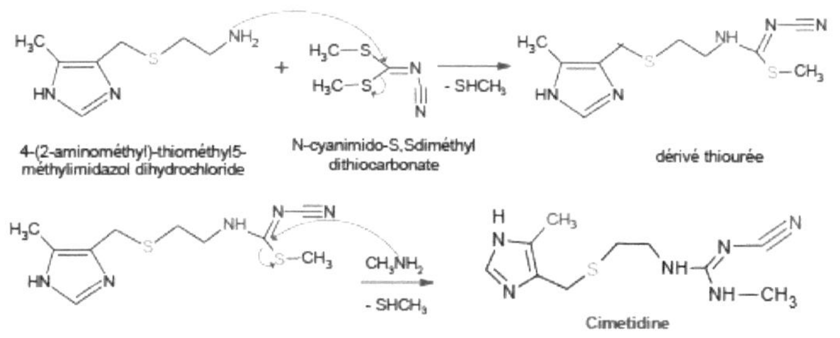

Figura 22. Síntese química da cimetidina (continuação).

7.1.2. Controlo analítico

1. Propriedades físico-químicas

A cimetidina é um pó branco ou aproximadamente branco. É pouco solúvel em água, solúvel em etanol a 96% e praticamente insolúvel em cloreto de metileno. A cimetidina dissolve-se em ácidos minerais diluídos. A cimetidina é polimórfica.

2. Identificação

- Ponto de fusão: 139°C a 144°C.
- Espectrofotometria de absorção no infravermelho
- Cromatografia de camada fina
- O sulfato de atropina provoca a reação alcaloide

3. Teste

- Aspeto da solução
- Substâncias relacionadas
- Perda por secagem
- Cinzas sulfúricas

4. Dosagem

Titulação por potenciometria.

7.2. Relação com a estrutura empresarial

Na procura de um antagonista seletivo do recetor H2, a estrutura da histamina foi utilizada como ponto de partida químico.

Estudos químicos realizados com este último sugerem que o tautomerismo do anel imidazol da histamina pode estar envolvido como agente de transferência de protões, pelo que os primeiros antagonistas dos receptores H2 eram derivados do imidazol, tendo a burimamida sido a primeira a ser examinada em seres humanos.

A modificação química deste medicamento deu origem à metiamida (Black et al. 1973) e à cimetidina (Brimblecombe et al. 1975).

Inicialmente, pensava-se que a parte imidazol da molécula era essencial para as suas propriedades antagonistas dos receptores H2 da histamina, mas mais tarde verificou-se que outros anéis de 5 membros, como o furano e o tiazol, também preenchiam estes critérios.

Recentemente, o anel de 5 membros foi substituído por um grupo fenilo no antagonista dos receptores H2, a roxatidina.

Apesar da sua grande diversidade, todos os antagonistas dos receptores H2 conhecidos são compostos por um anel aromático com **uma cadeia flexível de 4 átomos** ligada a **um grupo polar** (anel aromático - cadeia flexível - grupo polar).

Estes compostos podem ser agrupados em 4 séries principais, de acordo com a natureza dos anéis aromáticos, nomeadamente as séries do imidazol (cimetidina), do dimeitilaminofurano (ranitidina), do guanidinotiazol (famotidina) e do piperidinometilfenoxi (roxatidina).

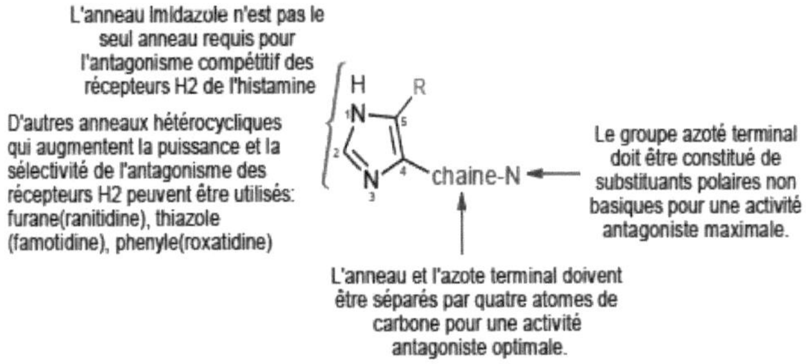

O anel imidazol não é o único anel necessário para o antagonismo competitivo dos receptores H2 da histamina Podem ser utilizados outros anéis heterocíclicos que aumentam a potência e a seletividade do antagonismo dos receptores H2: furano (ranitidina), tiazol (famotidina), fenilo (roxatidina), etc.

O grupo terminal do azoto deve ser constituído por substituintes polares e não básicos para uma atividade antagonista máxima.

O anel e o azoto terminal devem estar separados por quatro átomos de carbono para uma atividade antagonista óptima.

Figura 23. Relação estrutura-atividade entre os anti-histamínicos H2.

7.3. Farmacocinética

A absorção oral de todos os antagonistas dos receptores H2 estudados clinicamente é bastante rápida.

As concentrações plasmáticas máximas são geralmente atingidas entre 1 e 3 horas após a administração, mas foi observado um segundo pico com a cimetidina, a ranitidina e a famotidina.

A biodisponibilidade oral média dos antagonistas H2 situa-se entre 50 e 70%.

Todos os antagonistas H2 são eliminados muito rapidamente, com uma semi-vida terminal de 1-3 horas e uma depuração corporal total de 24-48 L/h.

A eliminação ocorre principalmente por excreção renal, com depurações renais que variam de 13,8 a 30 L/h.

7.4. Indicações

- Úlceras duodenais
- Úlceras gástricas
- Doença de Zollinger-Ellison
- Doença do refluxo gastro-resofágico não complicada
- Os antagonistas dos receptores H2 podem também ser utilizados de forma não autorizada para a profilaxia de úlceras de stress, resofagite, gastrite, hemorragia gastrointestinal ou urticária.
- Estes medicamentos são também, por vezes, incluídos num regime de múltiplos medicamentos para a erradicação da Helicobacter pylori.

7.5. Efeitos indesejáveis

Os antagonistas dos receptores H2 são geralmente bem tolerados. Os efeitos secundários ligeiros podem incluir dor de cabeça, sonolência, fadiga, dor abdominal, obstipação ou diarreia.

A utilização em doentes com insuficiência renal, insuficiência hepática ou com mais de 50 anos de idade tem sido associada a efeitos secundários no sistema nervoso central, tais como delírio, confusão, alucinações ou perturbações da fala.

A cimetidina é geralmente considerada como a causa mais frequente destes sintomas, embora também tenham sido observados efeitos semelhantes com a famotidina.

Podem ocorrer interações medicamentosas com antagonistas dos receptores H2. Devido ao

aumento terapêutico do pH gástrico, a absorção de medicamentos cuja dissolução requer um ambiente ácido pode ser afetada.
A cimetidina é um potente inibidor do citocromo P450 e deve ser evitada com outros medicamentos metabolizados pelas enzimas CYP450, como a teofilina, os inibidores selectivos da recaptação da serotonina ou a varfarina.
Doses elevadas e prolongadas de cimetidina foram também associadas a ginecomastia, redução do número de espermatozóides, impotência nos homens e galactorreia nas mulheres.

7.6. Contra-indicações

Não existe atualmente nenhuma contraindicação absoluta para os bloqueadores H2.
No entanto, não devem ser utilizados em doentes com hipersensibilidade conhecida a um dos bloqueadores H2 ou a outros componentes do medicamento.

8. Conclusão e perspectivas

Os medicamentos antiácidos gástricos desempenham um papel crucial no tratamento das perturbações gastrointestinais, como a doença do refluxo gastro-resofágico (DRGE), as úlceras gástricas e duodenais e a dispepsia. Estes medicamentos controlam eficazmente a produção e os efeitos do ácido gástrico. Cada classe de medicamentos apresenta mecanismos de ação distintos, adaptados a diferentes condições clínicas.
As perspectivas dos medicamentos para o tratamento da acidez gástrica são promissoras e centram-se em vários domínios de inovação. Está em curso o desenvolvimento de novos agentes com mecanismos de ação mais específicos e perfis de segurança melhorados, com o objetivo de oferecer opções terapêuticas mais eficazes e mais bem toleradas. A farmacogenómica permitirá adaptar os tratamentos às variações genéticas individuais, optimizando a eficácia e minimizando os efeitos secundários. As formulações de libertação prolongada e os sistemas de administração direcionada melhorarão a adesão e a eficácia das terapêuticas.

9. Referências

1. Jadcherla SR, Shaker R: Physiology of aerodigestive reflexes in neonates and adults (Fisiologia dos reflexos aerodigestivos em neonatos e adultos). Em Physiology of the Gastrointestinal Tract, edn 5, editado por Leonard Johnson. Elsevier; 2012.
2. El-Mahdy, M. A., Mansoor, F. A., & Jadcherla, S. R. (2017). *Manejo farmacológico da doença do refluxo gastroesofágico em bebês: opiniões atuais. Opinião Atual em Farmacologia, 37, 112-117.* [Online]. Disponível em : Gestão farmacológica da doença do refluxo gastroesofágico em bebés: opiniões actuais - ScienceDirect.
3. Fofaria, R. K., & Morris, D. L. (2015). *Hérnia de hiato e doença do refluxo gastroesofágico. Medicine, 43(4), 192-196.* [Online]. Disponível em : Hérnia de hiato e doença do refluxo gastro-esofágico - ScienceDirect.
4. Slaughter JL, Stenger MR, Reagan PB, Jadcherla SR: Tratamento neonatal com antagonista do recetor de histamina-2 e inibidor da bomba de protões nos hospitais pediátricos dos Estados Unidos. J Pediatr 2016, 174 63-70.e63.
Salisbury BH, Terrell JM. Antacid. In: StatPearls. Treasure Island (FL): StatPearls Publishing; 2024. [Online]. Disponível em: https://www.ncbi.nlm.nih.gov/books/NBK526049/.
5. Ahmed A, Clarke JO. Inibidores da bomba de protões (PPI) In: StatPearls. Treasure Island (FL): StatPearls Publishing; 2024. [Online]. Disponível em: https://www.ncbi.nlm.nih.gov/books/NBK557385/ .
6. Haastrup PF, Thompson W, S0ndergaard J, Jarb0l DE. Efeitos colaterais do uso de inibidores da bomba de prótons a longo prazo: uma revisão. Basic Clin Pharmacol Toxicol. 2018 Aug;123(2):114-121. [Online]. Disponível em: Side Effects of Long-Term Proton Pump

Inhibitor Use: A Review - PubMed (nih.gov).

7. Mears JM, Kaplan B. Proton pump inhibitors: new drugs and indications. Am Fam Physician. 1996 Jan;53(1):285-92. [On-line]. Disponível em: Inibidores da bomba de protões: novos fármacos e indicações - PubMed (nih.gov).

8. Shin, J. M., & Sachs, G. (2004). *Inibidores da bomba de protões. Enciclopédia de Gastroenterologia, 259-262.* [Em linha]. Disponível em: Inibidores da Bomba de Protões - ScienceDirect.

9. Shaw, D. H. (2017). *Fármacos que actuam no trato gastrointestinal. Farmacologia e Terapêutica para Medicina Dentária, 404-416.* [Online]. Disponível em: Drogas que atuam no trato gastrointestinal - ScienceDirect.

10. Wermuth, C. G., Villoutreix, B., Grisoni, S., Olivier, A., & Rocher, J.- P. (2015). *Estratégias na busca de novos compostos de chumbo ou hipóteses de trabalho originais. The Practice of Medicinal Chemistry, 73-99 [**Online**]. Disponível em :* Sci-Hub | Strategies in the Search for New Lead Compounds or Original Working Hypotheses. The Practice of Medicinal Chemistry, 73-99. | 10.1016/b978-0-12-417205-0.00004-3

11. Vardanyan, R. S., & Hruby, V. J. (2006). *Antihistamine Drugs. Síntese de Medicamentos Essenciais, 219-235. [**Em linha**]. Disponível em :* Sci- Hub | Antihistamine Drugs. Synthesis of Essential Drugs, 219-235 | 10.1016/b978-044452166-8/50016-9

12. Direção Europeia da Qualidade dos Medicamentos e Cuidados de Saúde. Monografia de bicarbonato de sódio. **In**: *Farmacopeia Europeia*. 9th ed. França: EDQM, 2018, p. 3820.

13. Direção Europeia da Qualidade dos Medicamentos e Cuidados de Saúde. Monografia de produto do omeprazol. **In**: *European Pharmacopoeia*. 9th ed. França: EDQM, 2018, p. 3433-3434.

14. Direção Europeia da Qualidade dos Medicamentos e Cuidados de Saúde. Monografia do produto Misoprostol. **In**: *European Pharmacopoeia*. 9th ed. França: EDQM, 2018, p. 3296-3297.

15. Direção Europeia da Qualidade dos Medicamentos e Cuidados de Saúde. Monografia sobre a cimetidina. **In**: *Farmacopeia Europeia*. 9th ed. França: EDQM, 2018, p. 2237-2239.

Capítulo 4

Laxantes

1. Introdução

O termo "laxante" abrange todas as substâncias que favorecem a defecação. Na realidade, é frequentemente reservado aos medicamentos que, na sua maioria, têm uma ação súbita, provocando a evacuação de fezes mais ou menos moldadas.
Os laxantes são amplamente utilizados no tratamento da obstipação e a grande maioria está disponível sem receita médica.

2. Antecedentes fisiopatológicos

A obstipação é um distúrbio gastrointestinal funcional comum. Afecta cerca de 20% da população mundial. É muito mais frequente nas mulheres e nos idosos.
Além disso, a obstipação pode ter várias etiologias (orgânicas ou funcionais).

2.1. Definição

Organização Mundial de Gastroenterologia define a obstipação como: "Uma condição caracterizada por uma dificuldade persistente em defecar ou uma sensação de exoneração incompleta e/ou defecação pouco frequente (menos de 3 vezes por semana), na ausência de sintomas de alarme ou causas secundárias".
Devido a estas definições variáveis, um painel internacional de peritos em gastroenterologia estabeleceu determinados critérios para definir a obstipação. "O objetivo primordial era classificar as perturbações gastrointestinais funcionais (FGIDs) utilizando um esquema de classificação baseado nos sintomas, sublinhando que os doentes relatam os sintomas". De facto, o doente deve apresentar pelo menos 2 dos seguintes critérios e/ou sintomas durante, pelo menos, três meses de cada vez.

- Esforços para defecar em mais de 25% das defecações;
- Fezes duras ou com grumos em mais de 25% dos movimentos intestinais;
- Sensação de exoneração incompleta em mais de 25% dos movimentos intestinais;
- Sensação de bloqueio anorrectal em mais de 25% dos movimentos intestinais;
- Manobras manuais facilitar a exoneração em mais de 25% dos movimentos intestinais;
- Menos de três evacuações por semana

2.2. Tipos de obstipação

A defecação fisiológica é um processo bastante complexo. As perturbações da obstipação podem ter várias origens. Skardoon e colegas (Skardoon et al., 2017), conseguiram assim identificar subtipos de obstipação:

— A obstipação de trânsito normal, também conhecida como "obstipação funcional", é o tipo mais comum na população;
— Obstipação de trânsito lento: o tempo de trânsito é prolongado;
— A dissinergia do pavimento pélvico é uma sensação de obstrução ao defecar. Isto deve-se a um problema de coordenação entre os músculos abdominais e os músculos do pavimento pélvico.

2.2.1. Prisão de ventre ocasional

A obstipação ocasional é uma entidade distinta. O doente queixa-se de obstipação que surge subitamente em determinadas circunstâncias, como os últimos meses de gravidez, o repouso no leito ou as viagens.

2.2.2. Prisão de ventre secundária

Pode ter causas extra-digestivas e digestivas.

2.2.3. Obstipação iatrogénica

Muitos medicamentos podem causar obstipação:

— Dependência de opiáceos, envenenamento crónico profissional ou doméstico por chumbo ou arsénico;

— Tratamento a longo prazo com anticolinérgicos, barbitúricos, antidepressivos, neurolépticos, medicamentos hipotensores (especialmente antagonistas do cálcio), diuréticos e sais de ferro.

2.2.4. Prisão de ventre funcional

A obstipação funcional é geralmente descrita como uma doença caracterizada por uma dificuldade persistente em defecar ou uma sensação de exoneração incompleta e/ou defecação pouco frequente (uma vez em cada três a quatro dias ou menos) na ausência de sintomas de alarme ou causas secundárias.

Perturbações motoras

As perturbações motoras são geralmente devidas a um prolongamento do tempo de trânsito. O tempo de trânsito intestinal é geralmente de 36 a 48 horas. No entanto, este tempo varia consoante a região do intestino. Em média, "a duração do trânsito intestinal é de alguns segundos ou minutos no resófago, de 30 minutos a duas horas no estômago e de uma a quatro horas no intestino delgado, sendo o tempo restante o do trânsito colónico".

O trato digestivo é único na medida em que tem o seu próprio sistema nervoso. Para ter atividade contrátil, o tubo digestivo tem células musculares lisas. Também tem células secretoras. Dentro da parede digestiva existem dois plexos principais que formam o sistema nervoso entérico. Estes são o plexo submucoso entérico, também conhecido como plexo de Meissner, e o plexo mioentérico, também conhecido como plexo de Auerbach.

Na proximidade do plexo, encontram-se outros tipos de células: são as células intersticiais de Cajal (CIC). Encontram-se entre a camada de fibras musculares longitudinais e circulares (no interior da submucosa). Estas células estão ligadas a outras células lisas (plexo de Meissner) por junções estreitas, formando uma rede nervosa. A alteração das células intersticiais de Cajal conduz a uma diminuição da CPHA e, por conseguinte, à obstipação.

3. Laxantes

Um laxante é um medicamento utilizado eliminar fezes moles mas formadas.

Consoante a dose administrada, o laxante pode ter uma ação purgativa, ou seja, provocar uma evacuação aquosa, ou uma ação mais irritante, que pode estar associada a cólicas gástricas e/ou perdas de electrólitos.

O tratamento da obstipação habitual baseia-se em regras de higiene alimentar (atividade física, dieta rica em fibras), eventualmente associadas a um laxante lubrificante.

Existem cinco famílias de laxantes:

— Laxantes osmóticos ;

— Laxantes de lastro ;

— Laxantes lubrificantes ;

— Laxantes estimulantes ;

— Laxantes rectais.

4. Laxantes osmóticos

Ao gerarem um gradiente osmótico, os laxantes osmóticos actuam retendo água no lúmen do cólon, o que conduzirá a um aumento do volume fecal e, eventualmente, a um aumento

do contacto digestivo, embora este último modo de ação nunca tenha sido comprovado em doentes obstipados.
Existem laxantes osmóticos doces e laxantes osmóticos salgados.

> Laxantes osmóticos doces

São açúcares que não são absorvidos pelo intestino. Incluem a lactulose (*DUPHALAC®*) e o lactitol (*PIZENSY®*)(5).

Laxantes osmóticos salgados

Os laxantes salinos são constituídos por sais dissolvidos num líquido; eliminam rapidamente todo o conteúdo do intestino. Normalmente, actuam entre 30 minutos e 3 horas. São exemplos os sais de ácido cítrico (*ROYVAC®*), o óxido de magnésio (*CITRAFLEET®*) e o hidróxido de magnésio *(CHLORUMAGENE®*).

> Osmóticos puros

Trata-se de polietilenoglicol (PEG) ou macrogol (Forlax®), uma substância não absorvível.
Os macrogol aumentam o número de evacuações (aumento de 1,98 evacuações/semana em comparação com o placebo, de 1 evacuação/semana em comparação com a lactulose), reduzem a sua consistência e diminuem a necessidade de fazer força.

Tabela I. Principais laxantes osmóticos.

Molécula ICD	Denominação comercial e forma farmacêutico	Estrutura química e nome científico
Lactulose	***DUPHALAC®*** Suspension buvable sirop	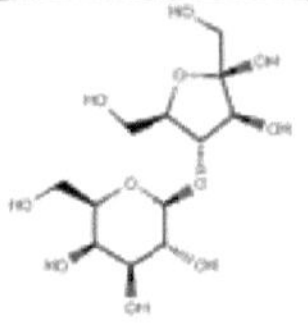 **4-O-β-D-galactopyranosyl-D-fructose**
Lactitol	***PIZENSY®*** Poudre pour solution buvable	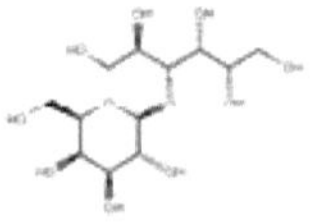 **4-O-β-D-Galactopyranosyl-D-glucitol**
L'hydroxyde de magnésium	***CHLORUMAGENE®*** Poudre orale 100g	OH^- Mg^{2+} OH^-
L'oxyde de magnésium	***CITRAFLEET®*** Poudre pour solution buvable 3,5g	O^{2-} Mg^{2+}
Polyéthylène glycol	***Forlax®*** Sachet 10g	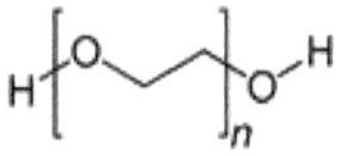 $H[O\diagup\diagdown]_n OH$

4.1. Estudo do chefe de fila

Lactulose: *DUPHALAC®*

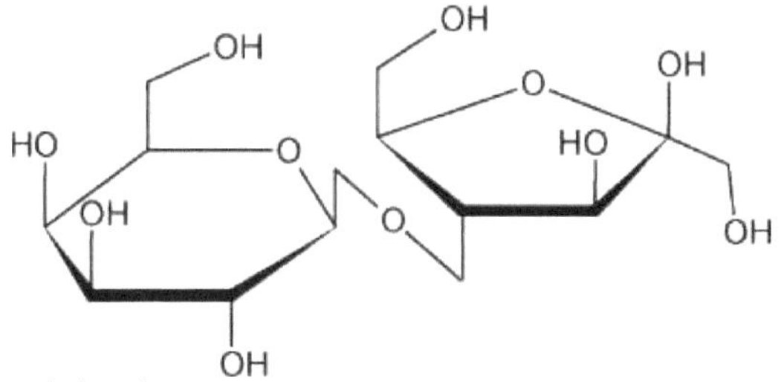

Figura 1: Estrutura da lactulose.

4.1.1. Síntese química

A lactulose é produzida industrialmente exclusivamente por isomerização química da lactose através do rearranjo deLobry de Bruyn-Alberda van Ekenstein (LA), que se resume na formação de um intermediário enol de lactose e epilactose em meio alcalino, com a transformação da glicose da molécula de lactose em frutose, dando origem à molécula de lactulose.

A preparação clássica da lactulose consiste em adicionar a uma solução de lactose um agente alcalino, como $Ca(OH)_2$, KOH, K2HPO4 $Ba(OH)_2$, 8 H20, etc. A solução é aquecida e o tempo necessário para que os dois isómeros se equilibrem varia de 10 minutos a 2 dias, consoante a temperatura: 30°C a 130°C.

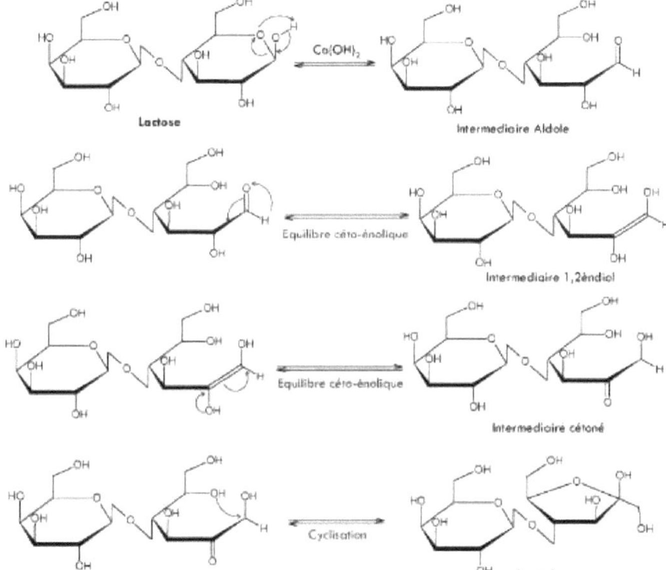

Figura 2. Síntese da lactulose.

4.1.2. Controlo analítico

1. Propriedades físico-químicas

A lactulose é um líquido límpido, viscoso, incolor ou amarelo-acastanhado pálido. É miscível com água.

2. Identificação

- Cromatografia de camada fina
- A 0,1 g de lactulose líquida, adicionar 10 mL de água R e 3 mL de solução cupro-tartárica R e aquecer. Forma-se um precipitado vermelho.
- A 0,25 g de lactulose líquida, adicionar 5 mL de água R e 5 mL de amoníaco R. Aquecer num banho de água a 80°C durante 10 min. Desenvolve-se uma cor vermelha.

3. Teste

- Substâncias relacionadas
- Perda por secagem
- Cinzas sulfúricas

4. Dosagem

Cromatografia líquida

4.3.3. Farmacocinética

Após administração oral, menos de 3% de uma dada dose de solução de lactulose é absorvida pelo intestino delgado.

É principalmente metabolizado no cólon pelas bactérias sacarolíticas aí presentes. A substância é decomposta, nomeadamente, em ácido lático e em pequenas quantidades de ácido acético e fórmico.

A excreção renal de lactulose foi determinada como sendo inferior ou igual a 3% e é geralmente completa em 24 horas. A lactulose não absorvida é largamente excretada nas fezes.

4.3.4. Indicações

A lactulose é indicada como laxante no **tratamento da obstipação crónica** em adultos e doentes geriátricos. A lactulose é também **utilizada como adjuvante da restrição proteica** e da terapia de suporte para a prevenção e o tratamento da encefalopatia portossistémica (EEP), incluindo as variantes de pré-coma e coma hepático.

5. Laxantes de lastro

Trata-se das fibras alimentares, ditas insolúveis, e das mucilagens, ditas solúveis porque são constituídas por uma substância que incha em contacto com a água. Tornam as fezes mais densas e mais volumosas e fazem-nas reter mais água, o que favorece o peristaltismo natural e, por conseguinte, a sua progressão. Aceleram o trânsito intestinal em dois ou três dias.

É o caso do psyllium (*PSYLIA®*, *PSYLLIUM®*), do tegumento de ispaghul (*SPAGLULAX®*, *TRANSILANE®*) e da goma de sterculia (*NORMACOL®*).

6. Lubrificantes

Os lubrificantes são absorvidos por via oral. Actuam por um efeito mecânico que facilita (modestamente) a progressão das fezes através do intestino, por deslizamento, e a absorção de água. O seu efeito faz-se sentir em seis a oito horas.

São representados pelo óleo de parafina e estão indicados na obstipação em caso de falha (primária/secundária) dos laxantes do tipo osmótico/mucilagem.

O óleo mineral, ou óleo de parafina, é uma mistura alcanos superiores derivados uma fonte mineral, como o petróleo. O óleo mineral de petróleo é produzido a partir de petróleo bruto por destilação em vácuo para produzir vários destilados e um óleo residual, que são depois refinados.

7. Laxantes estimulantes

Os laxantes estimulantes actuam aumentando a motricidade do cólon e favorecendo assim a progressão dos movimentos intestinais.
Os laxantes estimulantes aumentam a motricidade e as secreções intestinais.
Devem ser utilizados para o tratamento a curto prazo da obstipação ocasional para evitar a dependência.

> Heterósidos de antraquinona (antraceno) :

- Pó de sena.
- Extractos de cascara.
- Senosides.

> Óleo de rícino

> Derivados do fenilmetano :

- Bisacodilo.
- Picossulfato de sódio.

Quadro II. Principais laxantes estimulantes.

Molécula DCI	Denominação comercial e forma farmacêutica	Estrutura química e nome científico
Bisacodyl	***DULCOLAX®*** Comprimé 5/10 mg	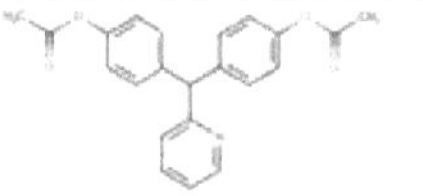 4,4'-(pyridin-2-ylmethylene)bis(phenyl)dibutyrate
Picosulfate de sodium	***CLENPIQ®*** Solution buvable 10 mg/160mL	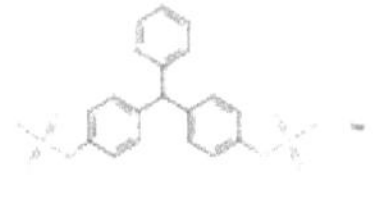 (4-(2-(1,2-dioxo-1,2-dihydro-3H-indol-3-yl)ethyl)phenyl) hydrogen sulfate

7.1. Estudo do parceiro principal

Bisacodilo: *DULCOLAX® (em francês)*

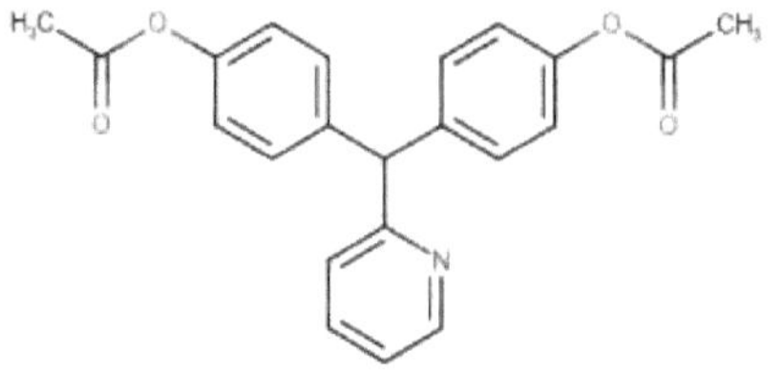

Figura 3: Estrutura do bisacodilo.

O bisacodil é uma fenolftaleína activada por uma enzima presente na mucosa ileal e cólica

(desacetilase endógena).
O bisacodilo, um derivado do difenilmetano, é um laxante estimulante utilizado para o alívio temporário da obstipação ocasional e para a limpeza do cólon na preparação para a colonoscopia em adultos.
Pensa-se que o bisacodil actua diretamente sobre o plexo nervoso da mucosa do cólon. Tem efeito em seis a oito horas e pode ser administrado por via oral ou rectal.

7.1.1. Síntese química

O bisacodilo é sintetizado a partir de piridina-2-carbaldeído e fenol por uma reação de adição electrofílica em meio ácido, seguida de uma reação de acetilação com anidrido acético.

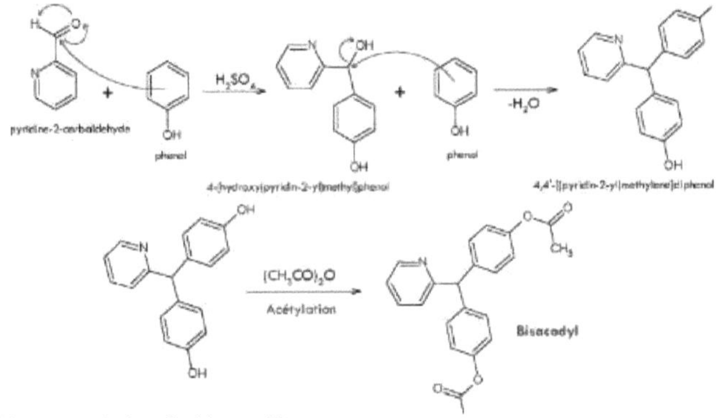

Figura 4: Síntese química do bisacodilo.

7.1.2. Controlo analítico

1. Propriedades físico-químicas

O bisacodilo é um pó cristalino branco ou quase branco. É praticamente insolúvel em água, solúvel em acetona e razoavelmente solúvel em etanol a 96%.

2. Identificação

- Ponto de fusão: 131°C a 135°C.
- Espectrofotometria de absorção no ultravioleta e no visível.
- Espectrofotometria de absorção no infravermelho.
- Cromatografia de camada fina

3. Teste

- Substâncias relacionadas
- Cinzas sulfúricas
- Acidez ou alcalinidade
- Perda por secagem

4. Dosagem

Titulação potenciométrica com ácido perclórico.

7.1.3. Farmacocinética

O bisacodilo é desacetilado em bis-(p-hidroxifenil)-piridil-2-metano (BHPM) ativo pela desacetilase intestinal. Uma pequena quantidade de BHPM é absorvida pelo trato gastrointestinal e glucuronidada ser eliminada.
A maior parte do bisacodilo é eliminada nas fezes.

8. Laxantes rectais

Os laxantes locais são tratamentos introduzidos por via anal. Consoante a sua apresentação, actuam a nível rectal, reto-sigmoidal ou mesmo do cólon esquerdo. Apresentam-se sob a forma de supositórios ou enemas. O objetivo é fazer com que as fezes passem ao fim de alguns minutos (geralmente 5 a 30 minutos).

8.1. Supositórios

São utilizados para esvaziar o reservatório rectal, sendo os dois principais ingredientes activos mais frequentemente utilizados :

- Supositórios efervescentes tartarato de potássio e bicarbonato de sódio (como *EDUCTYL®*). O volume de dióxido de carbono libertado no reto aumenta a pressão intra-rectal e desencadeia o reflexo exonerativo.
- Supositório de glicerina à base de glicerol, que estimula os movimentos peristálticos, reduz a reabsorção de água e ajuda na defecação reflexa.

8.2. Lavagem

Amolecem as fezes e provocam uma contração do reto para a evacuação. Permitem o esvaziamento do reto e de parte do cólon sigmoide. Os principais clisteres utilizados são :

— *MICROLAX LAVEMENT®:* solução rectal de dose única de 5 ml para adultos e 3 ml para bebés, contendo citrato de sódio, laurilsulfacetato de sódio e sorbitol a 70%.

— *NORMACOL LAVEMENT®:* solução rectal de dose única cuja substância ativa é o di-hidrogenofosfato de sódio di-hidratado e o hidrogenofosfato de sódio dodeca-hidratado.

8.3. Estudo do parceiro principal

Glicerol: *GLYCERINE®*

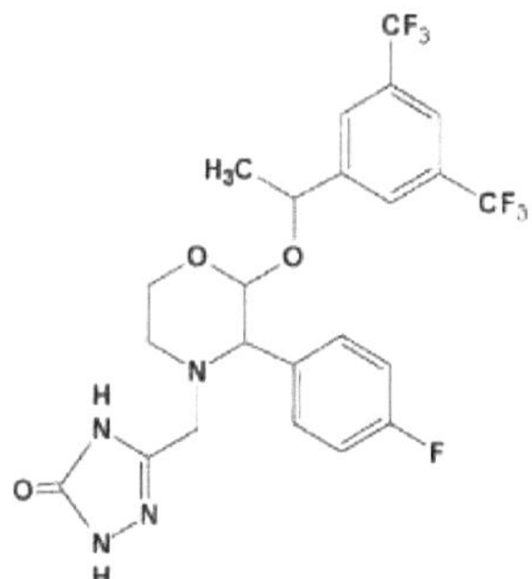

Figura 5. Estrutura do glicerol.

8.3.1. Síntese química

O glicerol é sintetizado a partir do propeno por uma reação de substituição alílica (radical) com diclor a 773K, seguida de uma reação de substituição nucleofílica com hidróxido de sódio para formar prop-2-en-1-ol, seguida de uma reação de adição nucleofílica com ácido hipocloroso e, finalmente, uma reação de substituição nucleofílica com hidróxido de sódio para formar glicerol.

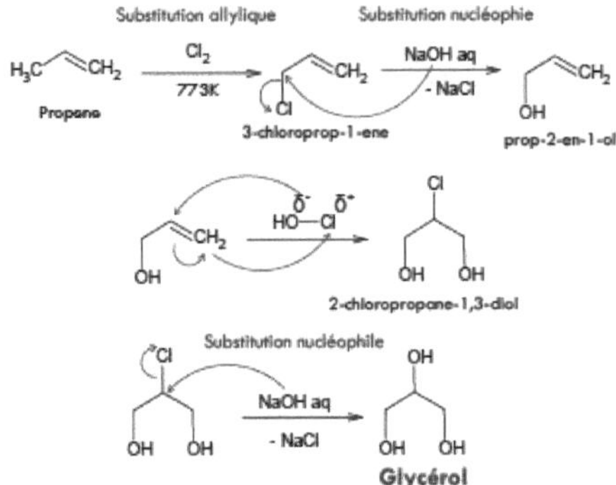

Figura 6. Síntese química do glicerol.

8.3.2. Controlo analítico

1. Propriedades físico-químicas

O glicerol é um líquido xaroposo, suave ao tato, incolor ou quase incolor, límpido e muito higroscópico. É miscível com água e etanol a 96%, pouco solúvel em acetona e praticamente insolúvel em óleos gordos e óleos essenciais.

2. Identificação

- Índice de refração
- Espectrofotometria de absorção no infravermelho

3. Teste

- Substâncias relacionadas
- Cinzas sulfúricas
- Água

4. Dosagem

Titulação por potenciometria.

9. Mecanismo de ação

9.1. Laxantes osmóticos

Estas substâncias têm um modo de ação puramente físico: não são absorvidas pelo organismo e são excretadas inalteradas.

Aumentam a hidratação das fezes através de um fenómeno conhecido como "*osmose*", *ou* seja, a captação de água do cólon, a parte inferior do intestino. As fezes tornam-se então mais abundantes, mais macias e mais fáceis de evacuar.

Os laxantes de açúcar são absorvidos no cólon, o que provoca uma retenção de água. Esta retenção de água aumenta a hidratação das fezes e, por conseguinte, o seu volume. É a metabolização das moléculas que provoca efeitos indesejáveis, como a flatulência e as dores abdominais.

Os laxantes salinos atraem e retêm um grande volume de líquido isotónico no estômago. Este facto estimula o peristaltismo no intestino delgado, reduzindo o tempo de trânsito e provocando fezes aquosas.

9.2. Laxantes de lastro

Estas incluem a fibra alimentar, conhecida como fibra insolúvel, e a mucilagem, conhecida como fibra solúvel porque é feita de uma substância que incha em contacto com a água.

O efeito das fibras no trânsito é conhecido desde o tempo de Hipócrates. É o caso do farelo

(a casca) dos cereais, presente no trigo, na aveia, no arroz, etc. As fibras aumentam o volume fecal e amolecem as fezes, tornando-as mais fáceis e mais rápidas de expulsar.
As mucilagens têm propriedades higroscópicas e são capazes de absorver e reter grandes quantidades de água, até vinte vezes o seu peso. Hidratam as fezes e aumentam o seu volume. A distensão mecânica resultante estimula o peristaltismo e facilita a passagem das matérias fecais.

9.3. Laxantes lubrificantes

Trata-se de óleos minerais, derivados do petróleo. É o caso, nomeadamente, do óleo de parafina, que amolece as fezes, retardando a absorção da água das fezes e lubrificando o tubo digestivo.
Têm efeito em seis a oito horas. São utilizados em situações em que o doente tem dificuldade em "forçar" ou "empurrar", como por exemplo após uma cirurgia cardíaca ou digestiva ou uma hemorroidectomia.
A toma de laxantes lubrificantes pode alterar absorção das vitaminas lipossolúveis A, D, E e K. Por este motivo, não devem ser tomados continuamente para evitar carências vitamínicas. Existe igualmente um risco de pneumonite por inalação se os utilizadores se deitarem nos minutos que se seguem à administração.

9.4. Laxantes estimulantes

Pode ser de origem vegetal, como o senna (*PURSENNIDE*®), ou química, como o bisacodilo (*DULCOLAX*®).
A sua duração utilização recomendada é curta, no máximo dez dias. A intensidade da sua ação varia em função da dose tomada, podendo levar a uma purga significativa com perda de electrólitos. Os possíveis efeitos secundários desta classe são dores e cólicas abdominais e diarreia. Além disso, podem ocorrer problemas de tolerância e habituação utilização prolongada.

9.5. Laxantes rectais

Enemas e supositórios Têm uma ação local muito rápida. São indicados para a obstipação terminal, para a preparação de um exame de raios X ou para evitar que o doente se "esforce" após uma cirurgia ou um parto.
Os clisteres esvaziam o cólon distal por distensão. Após um enema, a evacuação fecal resultante varia entre 0,1 e 2,8 kg, com um peso médio de 1,2 kg.
Existem também diferentes classes de laxantes sob a forma de supositórios. A glicerina, por exemplo, é um laxante osmótico que, sob a forma de supositório, provoca a defecação através da sua ação higroscópica, dilatadora do reto e irritante. Existem também laxantes estimulantes em supositório, como o Bisacodilo (*DULCOLAX*®).

10. Conclusão e perspectivas

Os laxantes são agentes farmacoterapêuticos utilizados para tratar a obstipação, facilitando os movimentos intestinais. Estão divididos em várias classes principais, cada uma com um mecanismo de ação específico. Embora estes medicamentos sejam eficazes, devem ser utilizados com cuidado para evitar efeitos secundários como a dependência, desequilíbrios electrolíticos e desidratação.
O futuro da farmacoterapia com laxantes poderia beneficiar de uma série de avanços. Em primeiro lugar, o desenvolvimento de novos laxantes específicos, com base numa melhor compreensão dos mecanismos moleculares da obstipação, poderia reduzir os efeitos secundários e aumentar a eficácia. A investigação sobre o microbioma intestinal abre caminho a tratamentos personalizados, adaptados aos perfis microbianos específicos dos doentes, para melhorar a gestão da obstipação. Além disso, as formulações combinadas,

que incorporam prebióticos ou probióticos com laxantes, poderiam oferecer benefícios adicionais, modificando favoravelmente o microbiota intestinal.

11. Referências

1. JOHNSON, Leonard R. *Physiology of the gastrointestinal tract.* Elsevier, 2006. [Em linha]. Disponível em: Fisiologia do trato gastrointestinal - Google Books

2. KLASCHIK, E., NAUCK, Friedemann, e OSTGATHE, C. Constipação - terapia laxante moderna. *Supportive care in cancer,* 2003, vol. 11, p. 679-685. [Em linha]. Disponível em: Constipation- modern laxative therapy | Supportive Care in Cancer (springer.com).

3. CAMARA, B. M. A prisão de ventre. *Médecine d'Afrique Noire*, 1999, vol. 46, no 4, p. 244-247. [Em linha]. Disponível em: 44613.pdf (santetropicale.com).

4. BINDER, Henry J. Pharmacology of laxatives (Farmacologia dos laxantes). *Revisão anual de farmacologia e toxicologia*, 1977, vol. 17, no. 1, pp. 355-367. [Em linha]. Disponível em: Pharmacology of Laxatives | Annual Reviews

5. Talbert M, Willoquet G, Calop J, Gervais R. Le guide pharmaco clinique .Le Moniteur des pharmacies - Wolters Kluwer France; 2009. [Em online].Disponível em: https://books.google.dz/books?id=dBybk

6. SABATÉ, J. M. and JOUÊT, P. Traitements laxatifs. *livro produzido com a participação e o apoio de*, p. 63 [Em linha]. Disponível em:.livre- RCP-consti2017long.pdf (snfcp.org)

7. Johnson CD, Budd J, Laxantes após hemorroidectomia. Ward AJ.Dis Colon Rectum. 1987 Oct;30(10):780-1.

8. COFFIN, B. Os laxantes suaves. *Colon & Rectum*, 2009, vol. 1, no 3, p. 3537. [Em linha]. Disponível em:...Mild laxatives (infona.pl).

9. Direção Europeia da Qualidade dos Medicamentos e Cuidados de Saúde. Monografia sobre Lactulose. **In**: *Farmacopeia Europeia*. 9th ed. França: EDQM, 2018, p. 3073-3075.

8. Direção Europeia da Qualidade dos Medicamentos e Cuidados de Saúde. Monografia do bisacodilo. **In**: *Farmacopeia Europeia*. 9th ed. França: EDQM, 2018, p. 1996-1998.

9. Direção Europeia da Qualidade dos Medicamentos e Cuidados de Saúde. Monografia sobre o glicerol. **In**: *Farmacopeia Europeia*. 9th ed. França: EDQM, 2018, p. 2820-2821.

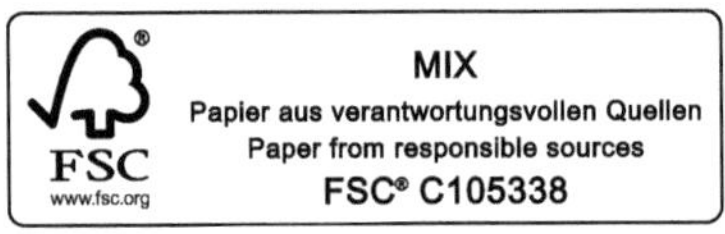

Printed by Books on Demand GmbH, Norderstedt / Germany